ハンセン病と教育

——負の歴史を人権教育にどういかすか

佐久間　建

編集協力

八重樫信之
村上絢子

まえがき

「人権の世紀」といわれる二一世紀に入って十数年が経ちました。「人権教育のための国連一〇年」（一九九五～二〇〇四）の終了後も、国連は「人権教育のための世界計画」（二〇〇五～）を決議しました。日本はその共同提案国です。

しかしながら、現在の日本では人権教育を進める現場である学校において〝いじめ〟問題が依然として深刻です。二〇一一年に起きた大津市の被害中学生の自殺事件は、いじめの恐ろしさと非人間性を伝えるとともに、いじめを看過し隠蔽しようとする学校や教育委員会の不誠実な体質を露呈させました。いじめ問題は、一九八〇年代から繰り返し社会問題となり、そのたびに防止策がとられてきたはずですが、いじめの連鎖は断ち切れていません。子どもたちの〝いのち〟の犠牲にもかかわらず、〝いじめ〟という人権侵害が継続していることに、教育に携わるすべての人間が深い反省を求められています。とりわけ私たち教師は、いじめを生み出した学校現場の当事者としての責任があります。今こそ教師は学校にいじめを生み出さない人権状況を築き、子どもたちに〝いのち〟と〝人権〟の尊さを伝える教育に全力を尽くさねばならないと痛感します。

本書は「ハンセン病の子ども」と学校・教育の問題を取り上げています。

かつてハンセン病は子ども時代に発病しやすい病気でした。学校は、ハンセン病を発見し療養所へ強制収容するシステムに組み込まれていました。ハンセン病への差別は、学校ではしばしば〝いじめ〟という形で現れました。ハンセン病を発病した子どもや家族に患者がいる子どもたちが、どれだけ過酷ないじめ・差別の対象となったかは、ハンセン病回復者による数多くの手記・回想記から明らかであり、本書でも数多くの証言を取り上げています。

教師はいじめ・差別を看過しただけでなく、時には差別を先導することもありました。ハンセン病の歴史の中で、教師と教育界は大きな負の役割を果たしてきたといえます。しかし、私たち教師と教育界は、「ハンセン病の子ども」が学校でどれだけ心を傷つけられ、時にはいのちすら奪われてきたのか、自らの過《あやま》ちを反省も総括もすることなく今日に至っています。

このことは、現在もいじめの連鎖を断ち切れずにいる学校や教育行政の体質につながる〝同根〟ではないかと思われます。「ハンセン病の子ども」が受けた心といのちの被害は、遠い過去の日の差別の一事例であるだけでなく、いじめが多発する現在の学校の人権状況を改善する有効な教育素材として活用されるべきです。そして、教育素材としての「ハンセン病」は、子どもたちにいのちと人権の尊さを切実に伝え、子どもたちの心を育て、これからの行動や生き方を考えさせる上で極めて有効であることを、私は自分の拙い教育実践からも確信しています。

本書は、過去の事実を記録するためだけでなく、過去の事実を現在の教育に繋げる願いから書かれました。

政府の施策が一八〇度転換した今日、全国の学校でハンセン病に対する人権教育と啓発が求められるようになりました。最近では、厚労省や法務省、各自治体などが数多くのハンセン病に関するパンフレットや啓発ビデオを作成し、学校に対してその活用を促すようになりました。社会科の教科書にもハンセン病が取り上げられるようになりました。私たち現在の教師は、政府や厚労省の方針の転換に従い、人権教育啓発法（二〇〇〇～）に従い、今ようやくハンセン病に関わる人権教育実践の端緒についた段階にいます。

しかし、わたしは「ハンセン病と教育」の歴史を知るほどに、この状況に違和感を覚えるようになりました。本当に教育の場で「ハンセン病」を取り上げる必要があったのは、らい予防法が存在し、ハンセン病への偏見・差別が日本中に横溢《おういつ》していた時代だったはずだからです。法や行政からの要請による「人権教育」を担うだけならば、私たち現在の教師も、隔離主義時代の教師と同じ構造の中にあるといえるのではないでしょうか。

わたしが多磨全生園《たまぜんしょうえん》（東京都）に近い小学校でハンセン病の授業づくりに取り組み始めたのは、ちょうど高松宮記念ハンセン病資料館（現国立ハンセン病資料館）が開設した一九九三年（平成五）のことです。わたし自身もたまたま全生園付近の小学校に転任してきた二十年余前まで、ハンセン病をほとんど知りませんでしたし、知る努力を怠ってきました。私は、現在の時点での認識から過去の教師たちを批判したいわけではありません。過去の教師・教育界の犯した過ちを知ることは、実は現在の教育に直結するのです。教師と教育界の歴史的な過ちを検証し総括した上で、ハンセン病にかかわる人権教育の実践を充実させよう、というのがわたしの基本的立場です。

このような問題意識から、わたしは平成十七年度より二年間、長期派遣研修として上越教育大学大学院でハンセン病と教育の歴史を研究する機会を得ました。修士論文のテーマは、『近現代日本ハンセン病史における「子ども」と「教師」――〝負の経験〟をこれからの人権教育に生かすために――』です。研究方法としては、歴史の当事者であったハンセン病回復者からの「聞き取り調査」を重視しました。全国の療養所などを訪れて貴重な「証言」を聞かせていただいた方は、講演を含めると九二名にものぼります。

このたび、これまでの論文やハンセン病市民学会教育部会での活動を整理して、本書を上梓することができました。教育関係者だけでなく、ハンセン病や人権教育に関心のある幅広い人々に読んでいただければ幸いです。歴史の影に隠れてしまいがちな「ハンセン病と教育」に目を向け、かつての「子ども」と「教師」それぞれの〝負の経験〟をこれからの教育と子どもたちのために生かしてほしいと心より願っています。

佐久間　建

ハンセン病と教育

——負の歴史を人権教育にどういかすか

目次

第四章　戦後の療養所における教育と生活 125

第五章　戦後も変わらなかった教師たち——戦後における教育界の加害責任 159

第六章　「負の歴史」を人権教育に

【資料】全国のハンセン病療養所

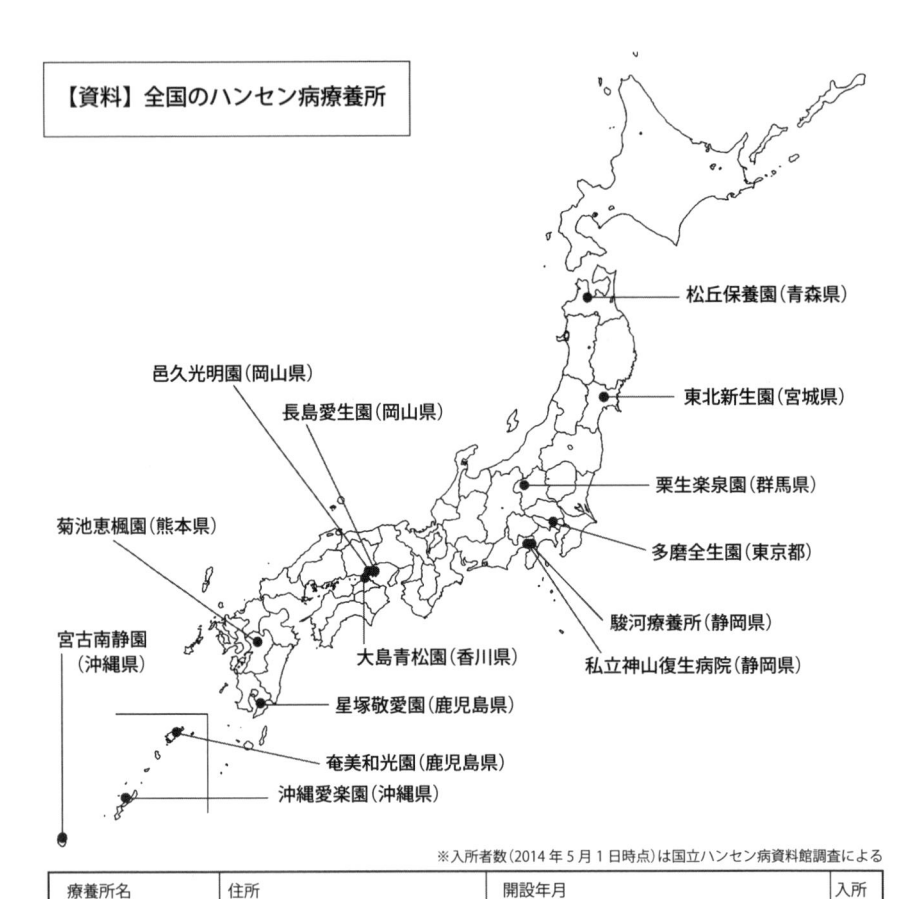

松丘保養園（青森県）
東北新生園（宮城県）
栗生楽泉園（群馬県）
多磨全生園（東京都）
駿河療養所（静岡県）
私立神山復生病院（静岡県）
邑久光明園（岡山県）
長島愛生園（岡山県）
大島青松園（香川県）
菊池恵楓園（熊本県）
星塚敬愛園（鹿児島県）
奄美和光園（鹿児島県）
沖縄愛楽園（沖縄県）
宮古南静園
（沖縄県）

※入所者数（2014年5月1日時点）は国立ハンセン病資料館調査による

療養所名	住所	開設年月	入所者数
国立療養所松丘保養園	青森県青森市大字石江字平山19	1909（明治42）年4月　旧第二区・北部保養院	104
国立療養所東北新生園	宮城県登米市迫町新田字上葉ノ木沢1	1939（昭和14）年10月	87
国立療養所栗生楽泉園	群馬県吾妻郡草津町大字草津乙647	1932（昭和7）年11月	100
国立療養所多磨全生園	東京都東村山市青葉町4-1-1	1909（明治42）年9月　旧第一区・全生病院	223
国立駿河療養所	静岡県御殿場市神山1915	1944（昭和19）年12月	68
国立療養所長島愛生園	岡山県瀬戸内市邑久町虫明6539	1930（昭和5）年11月	240
国立療養所邑久光明園	岡山県瀬戸内市邑久町虫明6253	1909（明治42）年　旧第三区・外島保養園（大阪） 1934（昭和9）年9月 室戸台風の被害により壊滅 1938（昭和13）年　現在地に移転・改称し、再建	146
国立療養所大島青松園	香川県高松市庵治町6034-1	1909（明治42）年4月　旧第四区・大島療養所	79
国立療養所菊池恵楓園	熊本県合志市栄3796	1909（明治42）年4月　旧第五区・九州療養所	311
国立療養所星塚敬愛園	鹿児島県鹿屋市星塚町4204	1930（昭和5）年年10月	170
国立療養所奄美和光園	鹿児島県奄美市名瀬和光町1700	1943（昭和18）年4月	38
国立療養所沖縄愛楽園	沖縄県名護市字済井出1192	1938（昭和13）年11月	201
国立療養所宮古南静園	沖縄県宮古島市平良字島尻888	1931（昭和6）年3月	73
私立神山復生病院	静岡県御殿場市神山109	1889（明治22）年6月	7
私立待労院	熊本県熊本市島崎6-1-27	1898（明治31）年10月　※2013年1月閉院	——

第一章　戦前のハンセン病の子どもの状況

少年時代を振り返ってみて、
その思い出の中になつかしさのかけらもないことに、
私は愕然とする。
昔はよかったとか、楽しかったという記憶は、
私の全生学園と少年寮における八年間に限り
意味をもたない。

『開かれたパンドラの箱――元ハンセン病の児童・生徒として――』（一九九三年）

冬　敏之

【二】子どもたちの入所前後の過酷な体験

映画『愛する』[1]（一九九七）は、ハンセン病理解の上では評価の分かれる作品[2]ですが、「ハンセン病の子ども」の入所時を描いた場面があります。小林桂樹扮する「八十年もここにいる療養所の主」が療養所のベンチでネコを抱いている現在の場面に、少年期の緊迫した状況の回想が挿入され、ふたたび穏やかにネコを抱く場面に戻るという一連の場面です。少年期の回想場面とは、ハンセン病を発病した子ども（八十年前の老人）が家族と切り離され、警官の手引きで「癩患者専用」の表示のある貨車に乗せられ、号泣する母が貨車を追うといった療養所に収容される日の場面です。

過去と現在をつなぐこれらの場面から、観客は入所者の多くが子ども期から数十年も隔離されて今日に至っていること、そしてハンセン病の子どもの心の痛みの大きさを理解することができます。

1　熊井啓監督『愛する』一九九七年　にっかつ製作。
2　邑久光明園園長の牧野正直氏は一九九七年七月に「ハンセン病に対する偏見を助長する」との抗議文をにっかつ本社に送っている。それに対し、プロデューサー・監督から反論があった。

①子どもたちの「四つの門」とは？

三輪照峰は『いのちの軋《きし》み』で、病名宣告・失明・咽喉切開がハンセン病者にとっての「三つの門」で

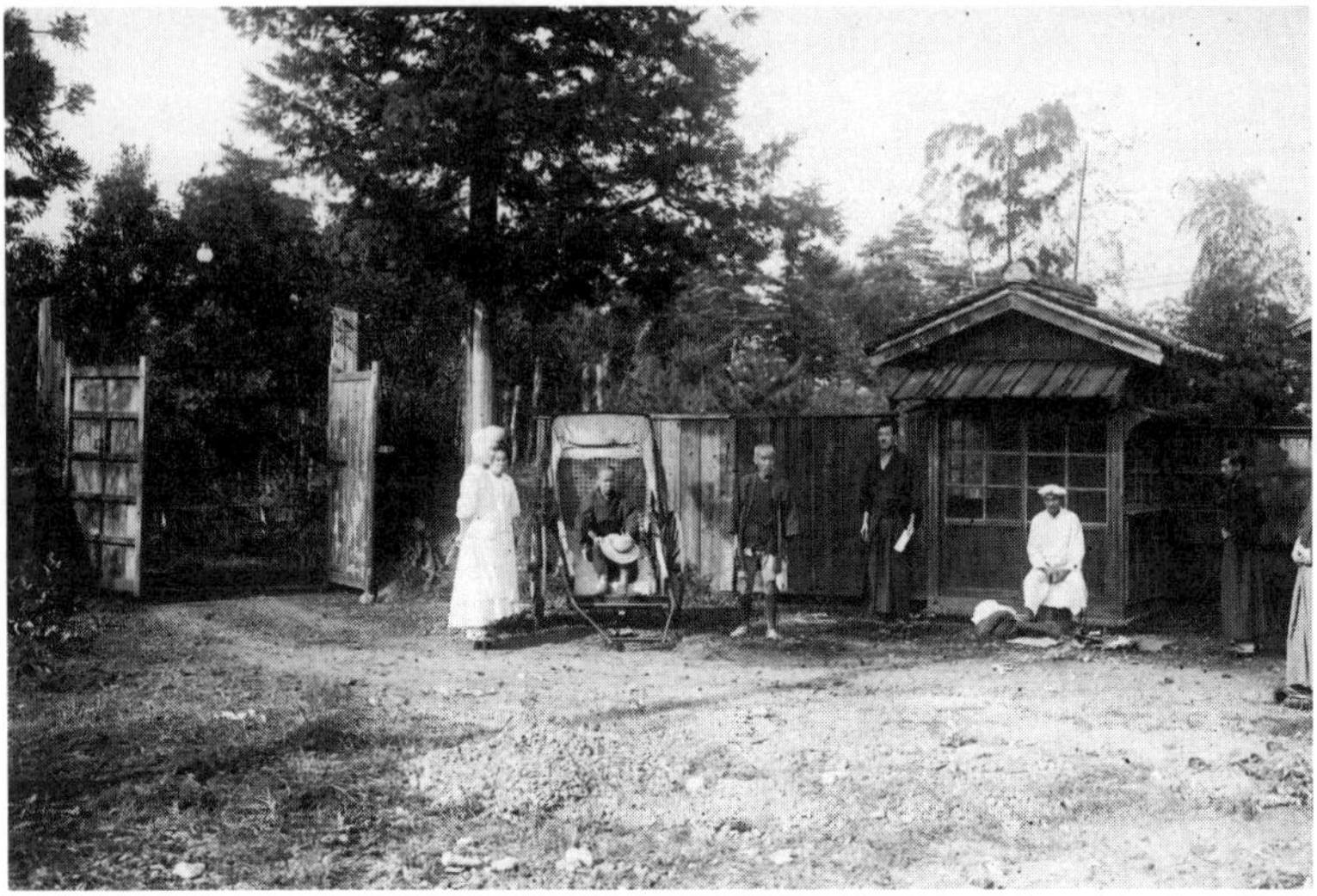

全生病院の収容門　（大正期）

全生病院（現多磨全生園）の患者専用の門で、“収容門”とよばれた。ここから先は患者だけが住む小社会であった。門の傍らには守衛の詰め所があった。（ハンセン病資料館提供）

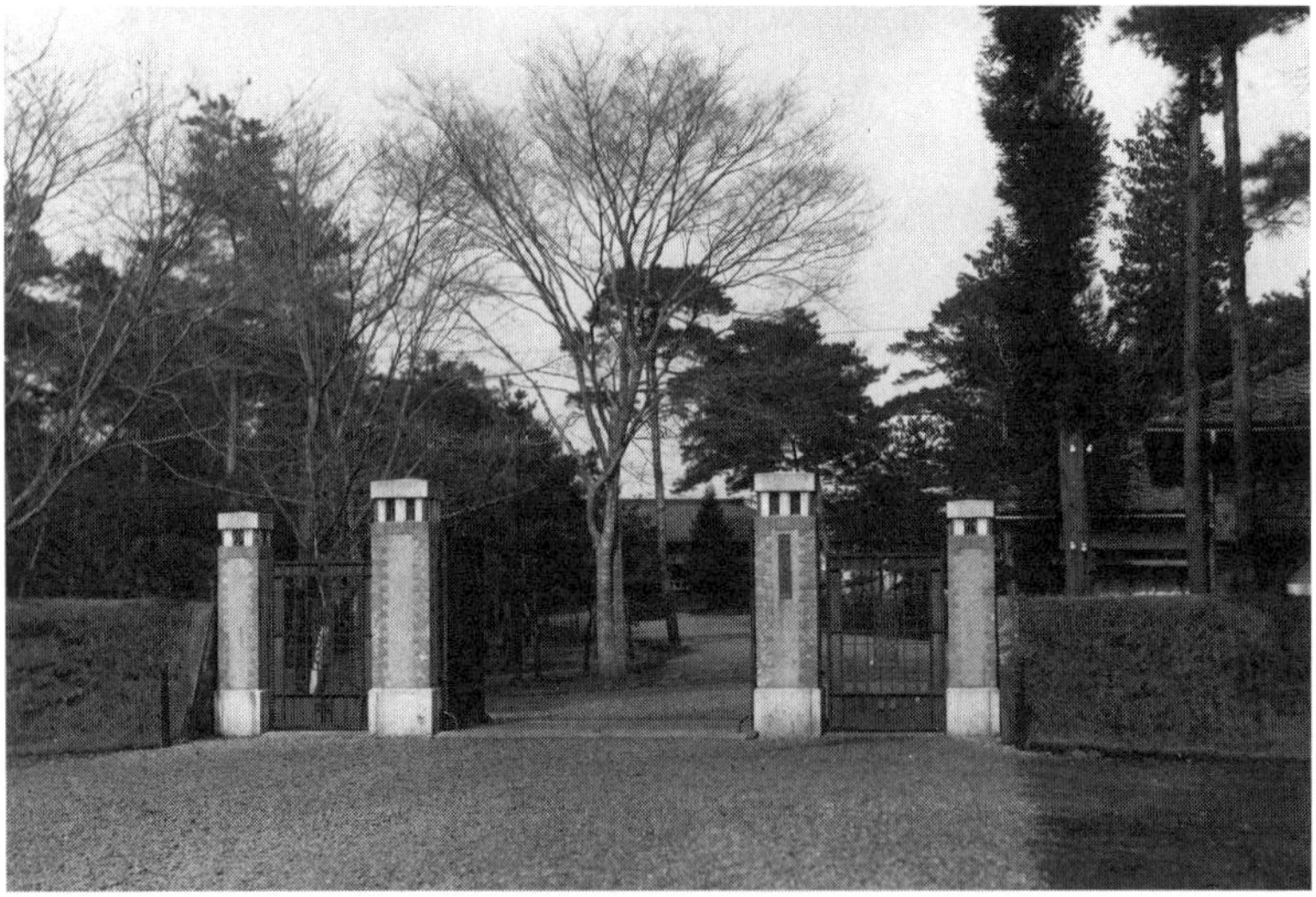

全生病院の正門　（大正期）

職員や一般来訪者が利用した正門。開設期からは木製門扉であったが、1925 年（大正 14）に鉄筋コンクリート製門柱・鉄製門扉に建てかえられた。（ハンセン病資料館提供）

あると述べています。[3] 一方、篠崎恵昭・清水寛は、ハンセン病の子どもにとっての「三つの門」とは、病名宣告・家族との別れ、そして入園時の恐怖であったことを指摘しています。[4]

わたしは以上の三つに加えて、さらに厳しい「四つ目の門」が子どもたちを待ち受けていたと想います。それは、「治る病気ではない」「もう社会に戻ることはできない」という職員や年長入所者のことばから、絶望のふちに追いやられ、将来への夢を描けなくなってしまうことです。発病した子どもたちの多くは、「一年もすれば治るから」「治ったら出られるから」という医者や保健所職員のことばを信じ、不安と同時にかすかながらも希望をもって入所します。しかし、しばらくしてこの「四つの門」を経験した子どもたちは、「癩（らい）療養所」への入所はたんなる療養生活の開始ではなく、世間や社会、そして故郷や家族からの永遠に近い〝別れ〟であることを理解しなければならなかったのです。

では、この「四つの門」を凝縮して体験することになる〝入所前後〟の子どもたちの状況を具体的にみていきましょう。

3　三輪照峰『いのちの軋み　病苦と差別のハンセン氏病者の生涯』一光社、一九八二年、八〜一二三頁。
4　篠崎恵昭・清水寛「国立療養所多磨全生園のハンセン病児童・生徒の文集の検討──文集『呼子鳥』にみる精神生活の深層──」（『埼玉大学紀要教育学部』第47巻第2号、一九九八年）。

②入所前の受難

【発病・病名告知】

星塚敬愛園《ほしづかけいあいえん》（鹿児島県）入所者の風見治さん（一九三二年生まれ）は、病名告知されたときの状況を次のように語っています（二〇〇五年九月二十二日、聞き取り）。

風見さんは小学校五年時に足に症状が現れ始め、自身は「痛くもかゆくもないし、子どもだったので、自分のからだのことなんかかまわんで遊んでいた」のですが、心配した母に連れられ、近所の皮膚科の病院へ診察を受けに行きました。そこでは何もいわれず、大学病院を紹介されました。大学病院では、すでにカルテが届いていたようで、診察室にも入れてもらえずに「二階か三階に上がる階段に待たせとって、そこに医者がやってきて」診察を受けることになりました。

「医者はその場でハンセン病だということを、おふくろにいったんでしょうね。癩だということで、ショックを受けて。階段の手すりにもたれて泣いて動かなんかったさねえ、おふくろは」

――風見さんは母の尋常ではない慟哭《どうこく》の姿から、自身の病気が〝特別なもの〟であることに気づかざるを得ませんでした。

【家族との別離】

栗生楽泉園《くりうらくせんえん》（群馬県）入所者で詩人としても知られる桜井哲夫さん（一九二四〜二〇一一）は、詩『拭く』（第五詩集『鵲《かささぎ》の家』、二〇〇〇年）で十七歳で入所のために故郷を離れた日の情景を描いています。その一節を紹介します。

「旅立ちの朝／住み慣れた曲り屋の門口まで送りに出た父が突然／『利造、勘弁してくれ。家のために辛抱してけろ』／と言って固く俺の手を握った」

ところが、この「家のために辛抱してけろ」という父の言葉は詩作のうえでの表現であり、実際に父かららいわれた言葉は「家のために死んでくれ」、「死ぬんだ」であったそうです。[5] さらに、詩『破壊』の一節を紹介します。

「青森県北津軽郡鶴田町妙堂崎／長峰利造（引用者注・桜井氏の本名）／大正十三年七月十日生まれ／父太兵衛　母はる／癩園《らいえん》への旅立ちの朝／顔を歪めて父は言った／たとえ口を裂かれるともこのことだけはけっして言うな／父の戒めを守って四十五年／俺は死んだ人のように口を開かなかった」

――別離の日、父によって桜井さんは自らのアイデンティティーを失うよう命じられました。以来、療養所では「偽名」を使用し、過去の自分を「破壊」しつづけなければなりませんでした。わたしが桜井さんを訪問した際には、「津軽出身の桜井さんが、なぜ青森の松丘保養園でなく、遠く群馬の楽泉園に入所したのか」とたずねてみましたが、「それは近すぎるから。（松丘保養園から自宅までなら）歩いて帰れるでしょ」という言葉でした（二〇〇二年八月六日、聞き取り）。

5　金正美『しがまっこ溶けた　詩人桜井哲夫との歳月』日本放送出版協会、二〇〇二年、二三〇頁。

【〝死んだこと〟にされて】

星塚敬愛園のOさん（一九二七年生まれ）は、らい予防法廃止（一九九六年）のあとに、小学校の剣道仲間の同級生がとつぜん敬愛園を訪れてきたというエピソードを聞かせてくれました（二〇〇五年九月二十三日、聞き取り）。

――その旧友とは小学校以来の再会を果たしたのですが、じつは旧友はOさん自身を訪ねに敬愛園をおとずれたのではなかったそうです。亡くなったはずのOさんの遺骨を敬愛園の納骨堂でさがし、慰霊するための来園でした。というのは、Oさんの実家では「Oさんはずっと前に死んだ」と周囲に伝えていたからです。

栗生楽泉園の浅井あいさん（一九二〇〜二〇〇五）も、死んだことにされた一人です。一九三四年（昭和九）、浅井さんは故郷の病院で「癩（らい）」の発病を宣告され、県立石川師範学校女子部附属小学校高等科（現・金沢大学教育学部附属中学校）を退学させられました。やがて一年前に嫁いで行った姉が、婚家から離縁されて戻ってきました。そして十五歳のとき、「わたしはここに居てはいけないんだ」と感じ、みずから栗生楽泉園への入所を希望したそうです。その後の状況について、浅井さんは著書『心ひたすら』で次のように記しています。[6]

「私が草津（栗生楽泉園）に去って数日後、母はそれまで私が身につけていた衣類や学校用品や写真等々、私に関する一切の物を裏の庭に積んで焼却した。母はまた小学生の弟たちに、この日から絶対に私の名前を口にしないようにと諭した。そして、いつのまにか私は死んだことになったのである」

6　浅井あい『心ひたすら』皓星社、二〇〇二年、一九九頁。

【〝幽閉〟されて】

発病後に自宅裏の小屋などの「座敷牢」などに〝幽閉〟され、人目を避けて生活しなければいけなかった例も少なくありませんでした。たとえば、「ハンセン病問題検証会議」の聞き取り調査では、次のような事例があります。[7]

「村の協議会で私のことが話し合われ、自分たちの畑に家を建てそこに私を住まわせるよう決められました。私たち家族（両親や兄弟）は母方の祖母のところへ住み、門口は人が出入りできないようにして生活を始めました。私はとなりの畑に家を建て、食べ物などは運んでもらいながら生活しました」（一九三五年入所、男性）

長島愛生園（岡山県）医官の小川正子（一九〇二〜一九四三）は著書『小島の春』（長崎出版、一九三八年）の中で、瀬戸内の「小島」でハンセン病患者を検診・収容したときのことを記録しています。その「旧家の歎《なげ》き」の項では、「お土蔵ざしきの造り」の部屋で十余年も幽閉された女性のことを書いています。

父は「病気じゃといわれたが最後、一家一族の取りかえしのつかぬ傷になります」「先祖に対しても本家に対しても何の顔がむけられよう、世間にも面目ない」という理由から、周囲には娘の病（ハンセン病）を伏せて座敷に隠棲させました。驚いたことに、父自身もこの娘とは「もう何年も会っていない」と述べています。娘は、少女時代から輝かしいはずの青春期のすべてを孤独な座敷牢で過ごしたのです。

本項のはじめに紹介した風見治さん（一九三二年生まれ）も小学校五年のときに病名を告知され、翌日から学校に行くことはできなくなり、十一歳から二十歳までを自宅に幽閉されて過ごしています（二〇〇五年九月二十二日、聞き取り）。

風見さんが発病して間もなく、衛生課から「強制収容の日付は十二月二十八日」という知らせがきたそうです。しかし、「その日（強制収容の日）の朝、暗いうちに、親が小浜（の親戚の家）に逃がした」ために収容を逃れることになりました。その後は病状も進まず、「三、四年はみんなが勉強している間に遊んでまわっておれた」といいます。

風見さんは、療養所に入った二十代以降は文学修行に明け暮れ、今日では「ハンセン病文学」の最も実績のある作家の一人[8]ですが、当時の風見さんは「本自体がなかったんだから、少年倶楽部とか小学一年生とか買ってもらったくらい」であり、勉強にも文学にも無縁な孤独な日々を送っていました。

風見さんは少年時代を振り返り、著書では次のように述べています。[9]

「（病名告知の）翌日から私の生活は一変した。学校に行くことはとめられ、目白捕りや凧揚げや映画館にと、したい放題の生活が許された」

「父や母が私のするがままの生活を見のがしてくれたのは、遠からず私が不治の病で悲惨な死を迎える運命であり、いくばくか余分に生きたとしてもそれは決して仕合せとはいえないいのちだと思っていたからである」

聞き取りによると、十六、七歳くらいからは病気も進行し、二十歳までの三年間は家の外に一歩も出られず、次のような生活であったそうです。

「生きがいなどなくて、ただ生きとったちゅうだけ」

「三畳間に閉じこもって、ただ寝ておるだけ」

「潰瘍が破れて、結節が。……熱と膿が出て、ガーゼ交換はみんな自分でやりよった。一日二時間くらいかかった」

「自分で保健所、当時の衛生課に手紙を出して、療養所に入れてほしいと頼んだ」

――風見さんの両親は、我が子かわいさと世間体から療養所へ入れない決断をし、風見さんを十一年間「幽閉」しました。風見さんはこれを「自宅療養といえば、聞こえがよいが、その実は、自宅でひっそり死んでくれということ」と述べています。[10]

7 ハンセン病問題に関する被害実態調査報告書 国立療養所入所者を対象とした調査（第1部）入所前の発病にともなう被害。

8 風見氏は一九七九年に第七回南日本文学賞、一九八六年に第十七回九州芸術祭文学賞をそれぞれ受賞している。『ハンセン病文学全集2巻』（皓星社、二〇〇二年）には、風見氏の小説は四編収められ、編者の加賀乙彦氏からその才能を高く評価されている。

9 風見治『季・時どき』海鳥社、二〇〇二年、一一七～一一九頁。

10 NHK教育テレビ　ETV二〇〇三「ハンセン病文学特集」加賀乙彦との対談から。

【〝たらい回し〟にされて】

発病した子どもたちの「幽閉」は、親からの経済的支援、愛情が一定以上なければ不可能なことでした。一方では、親と家庭がハンセン病の子を支えきれずに、親戚等を〝たらい回し〟にされたという事例も少なくありません。

十歳で邑久《おく》光明園《こうみょうえん》（岡山県）に入所した崔《ちぇ》龍一さん（一九三一年生まれ）も家庭的に恵まれず、発病後に親戚間を〝たらい回し〟にされた経験があります。著書『猫を喰った話』と聞き取り（二〇〇六年九月十八日）から、崔さんの入所前の状況を紹介します。

崔さんは生母を知らずに大きくなったのですが、その事情は母が発病していたからです。[11] 五歳のころ、崔さんは庭の向こうから手ぬぐいを頭にかぶった「眉毛がなく、ノッペラボウの女」が、自分を眺めていることに気づき、「お化けがきた、子取りが来た」と逃げましたが、のちにその女性が自分の〝母〟だと知らされました。十歳でハンセン病と診断されると、父は「このくそったれめ、お前さえいなければ、おれはいつでも死んでやるんだが……」と口にするようになりました。

ある日、父は鉄道の踏切で「事故死」しましたが、周囲のだれもが〝自殺〟と解釈しました。孤独になった崔さんは、その後、叔母たちの家を順番に〝たらい回し〟にされます。寝るところと食器は親戚の家人とは別にされ、恨みにも思いましたが、子供心にこれらを「背負っていかなければならない」と感じたそうです。

親戚の家で、父の靴にカビが生えているのを見つけた崔さんは、ようやく父の死を受け入れ、「おばさん、ぼく、病院に行く」と、自らハンセン病療養所へ入ることを希望しました。崔さんは、「入所前のことを思えば、光明園の生活は苦にならなかった」と述べています。

11　崔龍一『猫を喰った話』解放出版社、二〇〇二年。

3 入所の日・入所直後の受難

【入所の日のトラウマ体験】

多磨全生園《たまぜんしょうえん》(東京都)の平沢保治《やすじ》さん(一九二七年生まれ)は、しばしば講演のなかで「入所の日」の強烈な印象を語っています。

平沢さんは十三歳のときに東大病院の医者から、「きみの病気はそんなむずかしい病気じゃない、一年もすれば治る」といわれて、一九四一年(昭和十六)十二月二十四日、全生園に入所しました。入所の日については、「年を越してから入所すればよかったのにクリスマスの日に入所したのは、一日でも早く治療して家に戻りたいと思っていたから。帰れると思っていたし」(二〇〇二年、聞き取り)ということです。

東村山市立青葉小学校での講演(二〇〇二年四月十七日)から平沢さんの入所の日の記憶を紹介します。

「東村山の駅からずーっと林や桑畑の荒地ばかりで、わらぶき屋根のお店が一軒あったきりです。母は『保治、毎日会いに来ようと思ってたけど、こんな遠くて山の中じゃ来られない』と涙を流しました。中に入ったら、いきなり白いマスクに白い服の監督さんに着てきた着物を全部ぬがされ、お金も取られた。そして最初にいわれた言葉が『名前をどうしますか?』というものだった。どうしますか?って、病気を治しに来たのに、名前を変えさせられるなんてなんだろうと思いました。母は私にそっとお金をにぎらせて、『もし、何かあったら逃げておいで』とささやいて帰っていきました。その夜、私は一晩中ひとりで泣いていました。外は北風がふいて雨戸がガタガタ鳴っていました。どこかで患者さんがひくマンドリンの音が聞こえます。いまでも心に深くしみこみ忘れられない悲しい音です。次の日、宗教を聞かれました。お菓子をあげるからと、ある宗教に入るように勧められました。

『なんで宗教に入らないといけないの？』とたずねると、『死んだとき、葬式するのに困るから』といわれました。病気を治しに来たのに死んだときのことをまっ先に聞かれる。本当に悲しくつらく思いました」

——平沢さんはいまでも、マンドリンの演奏は〝こわくて聞くことができない〟そうです。「入所の日」のできごとが〝トラウマ〟となっていることがわかります。

星塚敬愛園（鹿児島県）の上野正子さん（一九二七年生まれ）からも、「入所の日」について詳しく話を聞きました（二〇〇五年九月二十二日、聞き取り）。

上野さんは沖縄の高等女学校に進学してまもなく、十三歳で発病しました。沖縄にある療養所（愛楽園）ではなく、鹿児島の敬愛園に入所した理由は、親戚から〝できれば沖縄から出て行ってほしい〟と愛楽園への入所を反対されたからです。

一九四〇年（昭和十五）十二月、上野さんは父親に連れられ、船に乗って敬愛園へと向かいました。父はいつになく優しかったそうです。鹿児島市内のデパートでオーバーを買ってもらい、「洋食レストラン」で「六十五年前にはふつうの人が食べられなかった高級な食べ物」のライスカレーを食べさせてもらいました。上野さんは「きょうだいの中で自分だけがこんなにしてもらって一番幸せ」とさえ思ったそうです。

しかし、幸福感はここまででした。垂水港《たるみず》（鹿児島市との連絡港）からタクシーで敬愛園へ向かおうとした父娘は、タクシー運転手に、「消毒をされると困るので」と乗車拒否されました。敬愛園までは三〇キロメートル以上ありますが、しかたなく父娘は歩き出しました。しかし、「タヌキやキツネが出るような、山の中に迷い込んでしまい」「ががた震えて寒いなかオーバーをかぶって」野宿することになりました。

翌日、敬愛園にやっとの思いでたどりついた父娘は、まず職員に「水をください」とたのみました。すると、職員は父親にだけ水を出し、上野さんは「検診をする人は患者地帯の水道で飲んでください。病気だったらコップが危ないから」といわれました。

その日の夜、上野さんはクタクタになって眠りました。父親はショックでやけ酒を飲んでいましたが、翌朝起きると、もう父の姿はありませんでした。「私は父親にすてられたと思って、『お父さーん、お父さーん』と朝から何度もさがしまわった」のですが、父はもう療養所を出ていました。上野さんは「うばすて山という言葉はあるが、子をすてる親はどこにあるかと、相当うらみましたよ、ながいこと……」と、そのショックを語っています。

その後、両親が荷物や手紙を送ってきても、「そんなのちっともうれしくなかった」し、「自分はすてられたんだと思って」返事も出さなかったそうです。

上野さんはこの日の心の痛み（トラウマ）を抱えながら、「八重子」という偽名を使って療養所生活を送りつづけました。結局、偽名は六十一年間使いつづけました。「らい予防法違憲国家賠償請求訴訟」（ハンセン病国賠訴訟）の第一次原告一三人の一人であった上野さんは、二〇〇一年五月の勝訴判決の直後に、報道陣を前に「私の本名は、『正子』です」と涙ながらに誇らしくカミングアウトしたのです。療養所のごく親しい人びとでさえ、「正子」という実名は初めて知ったそうです。

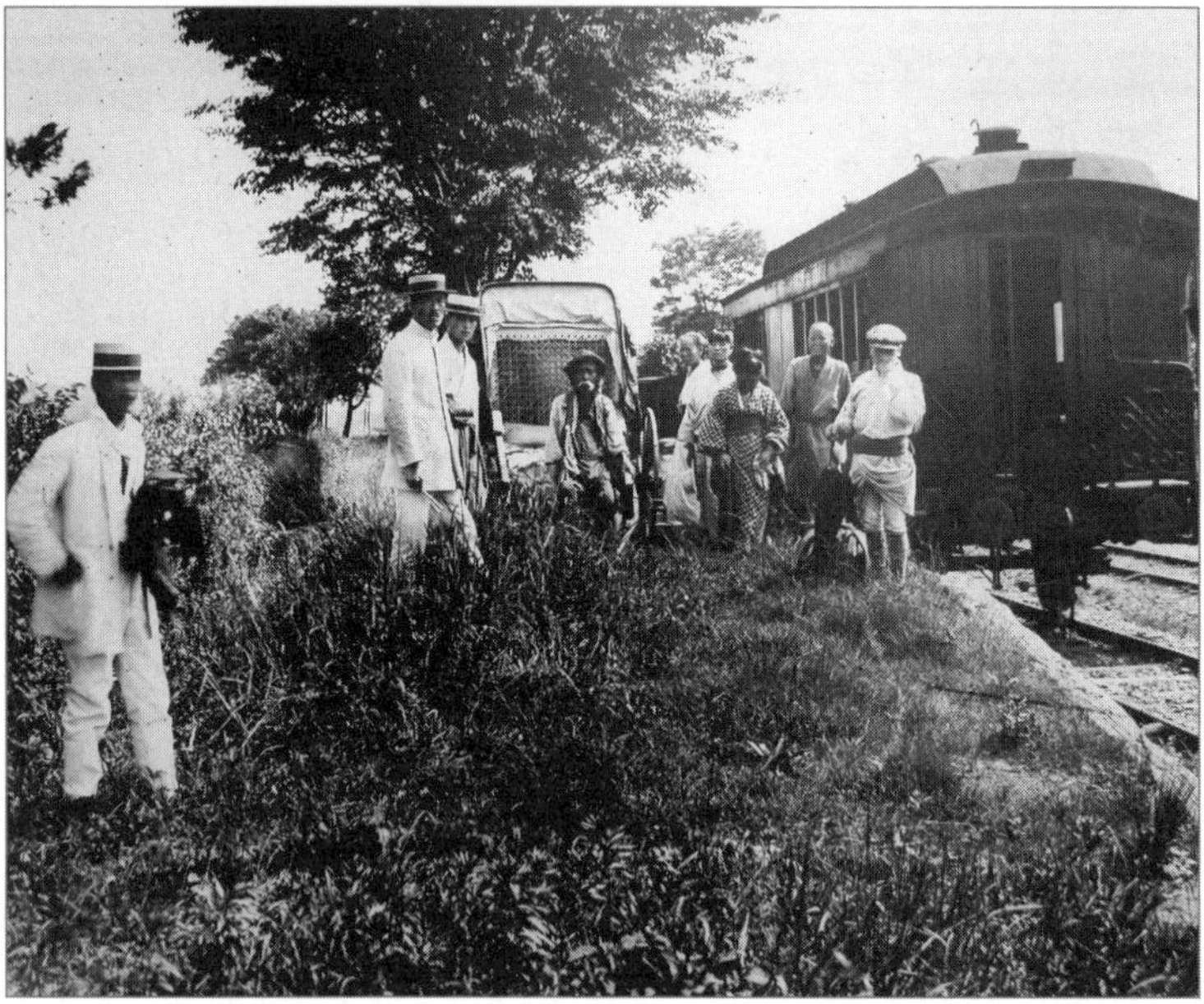

患者送致用の“お召列車”で東村山駅“病人用ホーム”へ（大正期）

入所者は、送致用の特別列車を自嘲的に「お召列車」と呼んでいた。警察官や保健所職員が収容する患者を連行して療養所に向かった。写真は全生病院（現多磨全生園）に患者を収容途中の川越電車の東村山駅。1929年（昭和4）までの東村山駅には、一般客から隔離された専用の駅舎とホーム（病人用ホーム）があった。（ハンセン病資料館提供）

12 開所時は「全生（ぜんせい）病院」であった。一九四一年（昭和十六）に厚生省管轄の国立療養所となり、「全生（ぜんしょう）園」と改称された。

【お召し列車・消毒の屈辱】

警察官や保健所職員が引率・連行し、「癩患者専用」の汽車に乗せられて入所した例も数多くあります。これを入所者は、一般人には乗車することのできない「お召し列車」と自嘲的に呼んでいます。

長島愛生園（岡山県）の池内謙次郎さん（一九二八年生まれ）は、「お召し列車」「金品の押収」「消毒風呂」の経験から療養所生活が始まりました（二〇〇五年九月二十一日、聞き取り）。

「十二歳のときに発病し、いわゆる『お召し列車』に乗せられて収容されて。昭和十六年は強制収容で患者がいっぱいだったので、収容棟でなく治療棟に行かされて。まわり全部職員が取り囲んどってね。震えてました、何が起こるかと思って。取り上げられたのは、お金に、懐中電灯とか……、逃走するのに使えそうなものはだめ。それから、園内の模様を知らすのでカメラもだめ。魚つりの道具もだめ。らい菌が海を通って本土の人にうつすからといって[13]（中略）そのあとで消毒風呂に入れられました」

――池内さんらが体験した「消毒風呂」とは比喩ではありません。池内さんは「非常に、何と申しますか、クレゾールの鼻をつくようなにおいがいまでも忘れることができません」と述べていますが、まさに消毒液入りの風呂に入れられたのです[14]。

邑久光明園の崔龍一さんは、著書『猫を喰った話』（二〇〇二年）の中で、「一九四一年七月十四日」という題名で十歳で入所した日の出来事を回想しています。

「光明園へ来る時、大和高田駅には制服の警官が十歳の子供のためにサーベルをガチャつかせ、構内のコンクリートは改札を通り抜け、ホームまで巾一米《メートル》位、消毒液が撒かれており、私は客車ではなく、貨車に乗せられました」

崔さんは、ハンセン病問題検証会議でも、この「警官の連行」「消毒」のことを詳細に証言しています。[15]

「Gの駅で警官が、当時巡査ですね、警官が待ち受けていまして、私を収容する仕事に当たっておりました。Gのあの田舎の、今はきれいになりましたけど、当時、六十年前のあの田舎の町の薄暗い駅の構内を、さらに黒いぬれた道がついているわけです。それは、消毒液でずっと幅一メートルほどぬれた道が、構内から階段、さらに陸橋からずっと続いているわけです。で、『おまえはここを歩け』ということで、自分は乾いたところを歩いて、私をぬれたところを歩かせて、大の男が子供一人を、何かライオンがネズミ捕まえたような格好で、何かもうばつの悪そうな格好でしたけど、そういう状態で送られました。

（中略）もう一度名残りに、Gの町の明かりを、夕方の町の様子を見ようとしたら、もうサーベルをガチャガチャ鳴らして、『はよ行け、はよ乗れ』とせかせるわけです。そういうことが六十年たった今日も忘れないでいるんです」

――このような消毒が不必要であったことは、当時においても医学的には明白でした。しかし、衆人環視のなか、「消毒道」を歩かせたことは、「無癩県運動」[16]のデモンストレーションであり、「らい」の恐ろしさを大衆に喧伝するもっとも有効な方法だったのです。

13 入所者の釣りが認められたのは、池内氏からの聞き取りによれば「昭和三十一年の夏から」。
14 第十六回ハンセン病問題検証会議（長島愛生園）公開聞き取り　二〇〇四年四月二十一日。
15 第十回ハンセン病問題検証会議（邑久光明園）公開聞き取り　二〇〇三年六月二十五日。
16 すべての患者を療養所に強制収容しようとする官民一体となった運動。

【子どもにまで求められた〝解剖承諾書〟】

入所時の手続きのなかで、とりわけ入所初日に衝撃を与えたといわれるのが、「解剖承諾書」への署名・捺印です。ハンセン病問題検証会議の調査によれば、入所時に解剖承諾書への署名を「求められた」と答えた人は一七・二パーセントですが、その割合は療養所や時期によって異なり、菊池恵楓園《きくちけいふうえん》（熊本県）、星塚敬愛園（鹿児島県）では過半数を超えています。[17]

癩療養所に入所することの深い意味すら知らずに入所した子どもたちに対しても、「解剖承諾書」への署名・捺印が求められることがありました。二〇〇四年六月に菊池恵楓園で開催された第十八回検証会議のパネル資料展では、次のような「解剖承諾」の資料が展示されました。

解剖願

私儀

御収容難有御治療相受居候處萬一死亡の際は醫術研究の一助とも相成申可くに付解剖
相成度生前此段奉願候也

昭和二十〈六〉年〈六〉月〈一〉日　〈◎◎○○〉

菊池恵楓園長宮崎松記殿

この「解剖願」は、あらかじめ印刷された書式で、〈　〉の中のみを筆で書くようになっています。この「◎◎○○」さん（故人）は、当時九歳であり、達筆な大人の字で書かれた署名は親が書いたと思われます。

署名の強制について、「子どもだったし、特別何も思わなかった。みんながそうしているということであったため、何も感じなかった」[18]（一九三八年入所、男性）という証言もありますが、十七歳で入所した菊池恵楓園の宮本努さん（仮名）は、「死んだら解剖をするので、承諾書に印鑑を押してほしい」と職員からいわれ、「やはり帰れないのか」と深く絶望したという思いを述べています。[19]

――以上の数々の事例のように、入所の日とその前後に、子どもたちは心の傷として生涯残るような体験をしました。子どもたちは、強烈に凝縮された数日間の体験、すなわち、

・家族との別れ
・学校や友だちとの別れ
・警察官による連行
・「お召し列車」
・消毒
・白衣の職員
・「消毒風呂」
・私服と金品の押収
・「偽名」の推奨
・「解剖承諾」の確認
・宗教の勧誘
・劣悪な食事
・重症患者の症状や膿《うみ》の臭い
・独《ひと》り寝の寂しさ
・望郷の思い

――などを経て、次節で記す「療養所内の教育」を受けることになります。

17 前掲調査（第1部）2．強制入所の現実　菊池恵楓園と星塚敬愛園で解剖承諾書の承諾を求められた割合はそれぞれ五二・五%、六〇・九%になる。三割から四割が求められたと答えたのは、松丘保養園、東北新生園、栗生楽泉園、奄美和光園であった。

18 前掲調査。

19 『ハンセン病問題に関する検証会議　最終報告書』第十三章ハンセン病強制隔離政策に果たした各界の役割と責任⑵　第一節　教育界の責任　三九〇頁。

【二】ハンセン病療養所における教育と寮生活
――寺子屋・学園時代の子どもと患者教師

戦前・戦中の療養所における教育は、「寺子屋教育期」と「学園教育期」に区分することができます。[20]いずれの時期も教師は「患者教師」と呼ばれた入所者がつとめましたが、これは患者作業のひとつでした。

1 「寺子屋教育期」の状況

最も早く療養所内の「教育」が始まった東京の全生《ぜんせい》病院（現多磨全生《ぜんしょう》園）では、開設の翌年（一九一〇年）には生徒数三〇人で寺子屋式の授業が始まっています。[21]一九一一年（明治四十四）には菊池恵楓園、大島青松園においても寺子屋授業が開始されたという記録からも、療養所開設当初から一定数以上のハンセン病の子どもが収容されていたことがわかります。
青森県の北部保養院（現松丘保養園《まつおかほようえん》）の一九一〇年（明治四十三）『年報』では、教育の成果によって「志望少壮患者」たちが規則正しい日常を保っていることが強調されています。[22]

「毎日若シクハ隔日ニ　尋常科凡ソ二三学年ヨリ四五学年マテノ科程ニ準ジ　午後一時ヨリ三時迄二時間ツヽ　志望少壮患者拾数名ニ対シ　中等教育ノ素養アル一名ノ患者ヲシテ教授セシメ居タリ」

全生病院の一九一二年（大正元）『年報』によれば、当時の全生病院入所者の「教育程度」は、全三四八名のうち、「無教養者」が一三七名、「やや字を読みうる者」が一四名、「尋常小学校程度の者」が九一名であり、字の読み書きができない入所者が多かったことがわかります。そのため、「なかには故郷に残してきた子どもに手紙を書きたい一心で、三十歳を過ぎた女子患者も恥をしのんで通った」という例もありました。[23]

菊池恵楓園でも「青年層を対象とした珠算、文法、英語等の講義も行なわれた」[24]という記録があることからもわかるように、初期療養所の寺子屋教育期は子どもだけでなく、年長者をも対象としていました。少年期にハンセン病を発症して学校教育を受けられなかった人びとが多かったことがわかります。

一方、療養所内の寺子屋教育は、管理運営する側にとっての秩序安寧《あんねい》のためばかりに行なわれたのではなく、閉ざされた療養所で入所者が人間らしく生きる「武器」として、入所者自身の意志で行なわれたという側面もあります。多磨全生園の天野秋一さんは無学文盲による不利益が、自らの教育機関をつくったことの意義を次のように指摘しています。[25]

「無学文盲の人が大勢でした。その人たちは、家から手紙が来ても文字は読めないから、中には何が

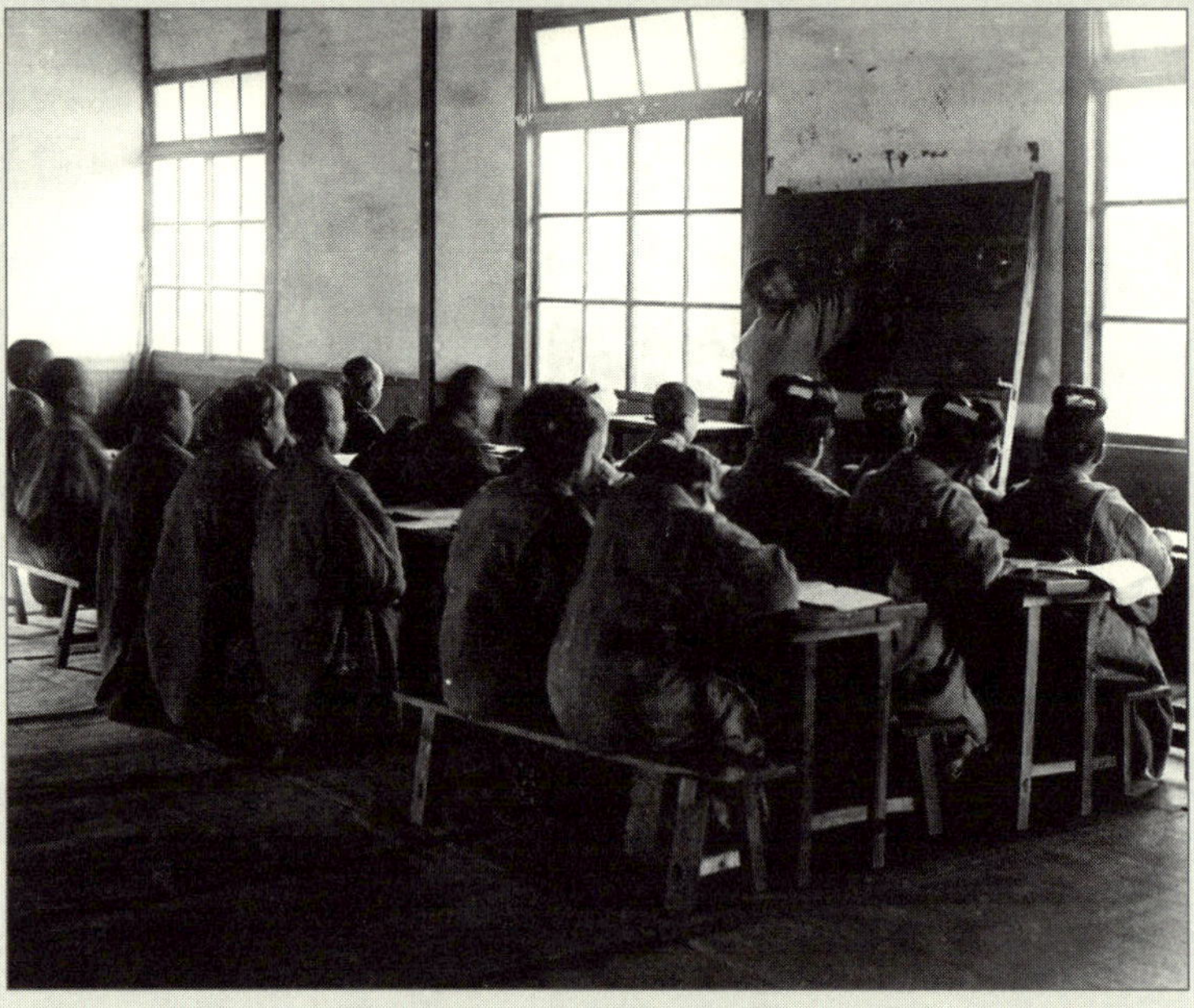

全生病院の"寺子屋授業"（大正初期）
開設間もなくから各園では礼拝堂などに机といすを並べ寺子屋式の「学校」を設けた。全生病院（現多磨全生園）では、開設の翌年（1930年）には生徒数三十人で寺子屋式の授業が始まった。子どもだけでなく、入所まで学校教育の経験に乏しかった大人の入所者も少なくなかった。（ハンセン病資料館提供）

書いてあるかわからない。人に見せるということを嫌っていましたから、人に読んでもらうということをしません。そうすると、職員の思うつぼで、中にお金が入っていたら取り上げてしまうということがザラにありました。そこで、読み・書き・ソロバンくらいはできるような教育をしてもらおうじゃないかということで、寺子屋を開設してもらいました」

20 清水寛『ハンセン病児問題史研究［1］』一九九九年。
21 全国ハンセン氏病患者協議会編『全患協運動史』一光社、一九七七年、一〇九頁。
22 北部保養院編「患者日常状態」『北部保養院年報』一九一〇年。
23 多磨全生園患者自治会編『倶会一処 患者が綴る全生園の七十年』一光社、一九七九年、五五～五七頁。
24 全国ハンセン氏病患者協議会編『全患協運動史』一光社、一九七七年、一〇九頁。
25 愛知県編「ハンセン病回復者の声」『ハンセン病の記録――ハンセン病と共に・偏見差別のない愛知を求めて――』一三二頁。

2 学園教育期の状況

無癩県運動の盛んになった一九三〇年代には強制収容者数が大幅に増えました。「無癩県」とは文字どおり〝癩患者のいない県〟のことであり、無癩県運動とは、すべての患者を摘発して療養所に送り込もうとする「官民一体」となった運動です。とくに内務省衛生局がハンセン病患者の「二十年根絶計画」を開始した一九三六年（昭和十一）以降は強制収容が強化されました。

入所者数の増加により、療養所の敷地も拡張され、少年少女舎も増築されました。教育の場もそれまでは説教場、礼拝堂、寮舎の片隅などでしたが、「学園」と呼ばれる校舎が建てられるようになりました。

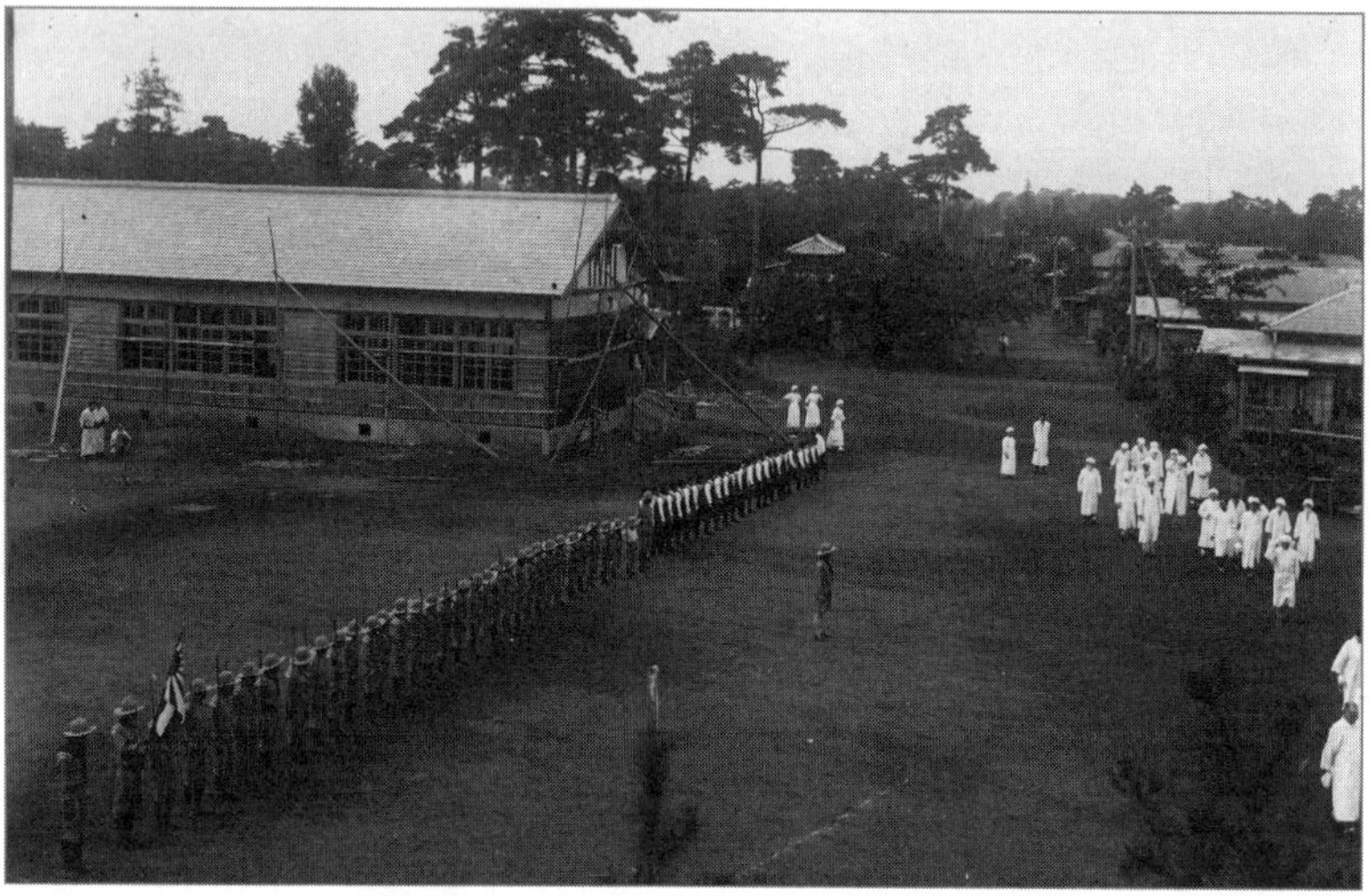

建設中の全生学園（1931 年頃）

強制収容の強化により入所者数が増加し、療養所の敷地も拡張され少年少女舎も増築された。教育の場も「学園」と呼ばれる校舎が建てられるようになり、1931 年（昭和 6）には全生学園、長島愛生学園（岡山）が開設された。（ハンセン病資料館提供）

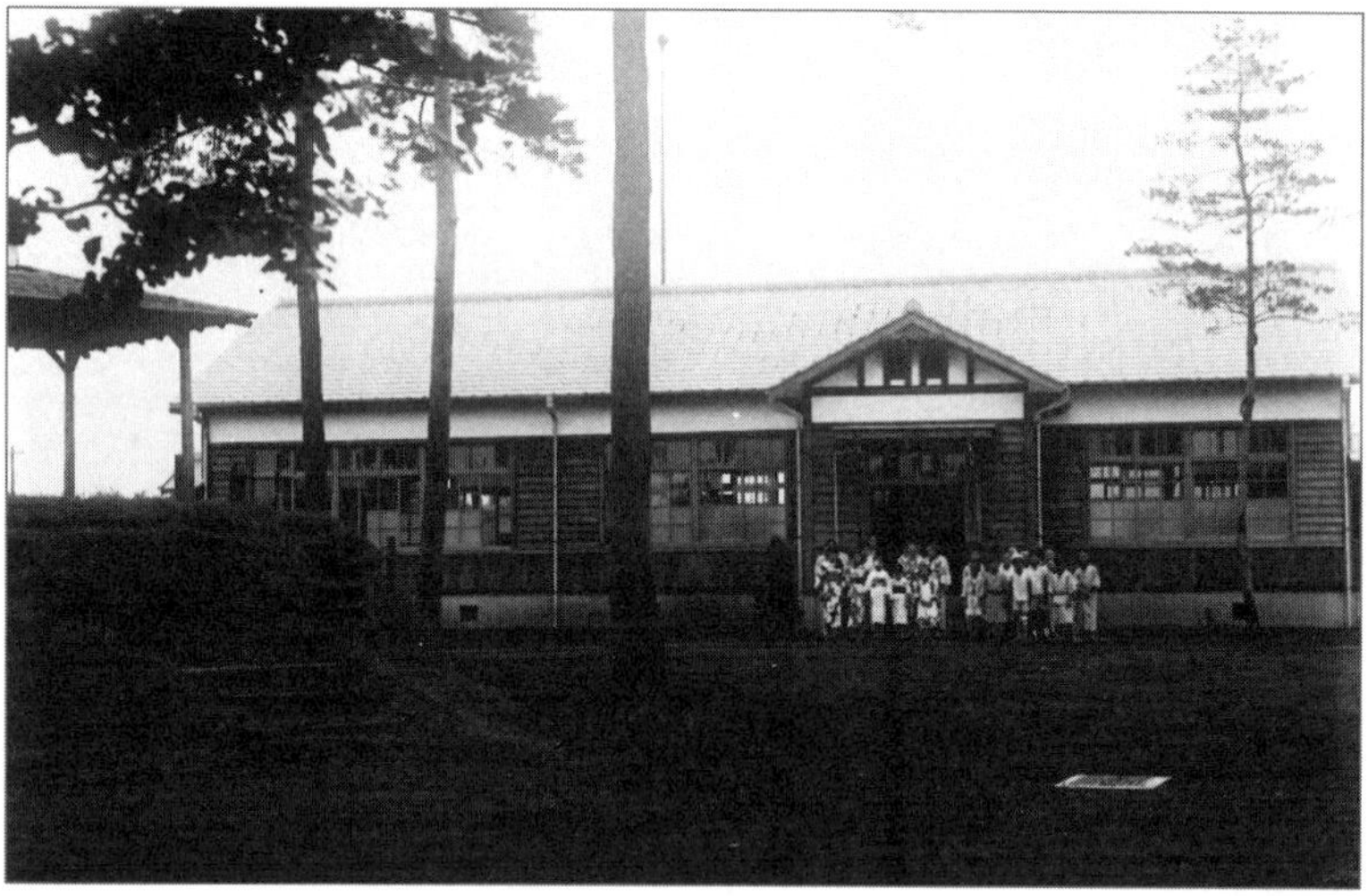

全生学園（1931 年頃）

全生学園は墓地を移転した跡地に建てられた。写真の左は、墓地のあずま屋。学園の近くには入所者が造った築山（つきやま）があった。現在は「望郷の丘」と呼ばれるこの高台から、子どもたちはヒイラギの垣根越しにわずかばかりの " 外の社会 " を眺めたという。（ハンセン病資料館提供）

一九三一年（昭和六）には全生学園、長島愛生学園が開設されました。これらは国費ではなく、皇室の協力を中心とする「寄付」によってまかなわれました。

教師は「担任教師は患者中ヨリ嘗《かつ》テ教職ニ經驗アルモノヲ選抜」（『全生學園規程』、一九三一）することを原則にするなど、「学校らしい体裁も整えてきた」（全患協編『全患協運動史』、一九七七）のですが、いぜん劣悪な教育環境におかれたことに違いはなく、「教材費などの予算は皆無で、全体の物品費などから捻出している状態で、国も施設も入所児童に対して、正規の教育を受けさせることなど念頭になく、専門的な分野の授業は到底望むべくもなかった」（全療協編『復権への日月』、二〇〇一）といった状況でした。

成人入所者に「公民権」（選挙権）がなかったことと同様に、子どもたちには国定教科書すら支給されませんでした。「学園」はあくまで〝施《ほど》し〟としての私的教育機関であり、卒業証書さえ発行されませんでした。

「学校でない、教育機関でもないということで、修了証や卒業証書などの公的なものが授与されず、社会に帰ったとき、その間に、何をしていたか、未就学児として進学するにしても就職するにしても大変な困難を生じた」（三芳晃『多磨』、二〇〇六年五月号）という問題が、子どもたちのその後の「人生被害」を拡大しました。

また、発病後に出席を停止され、自宅に「幽閉」されたり、あるいは寺社への「巡礼」に出たりした経緯から、子どもたちの学力は年齢に応じては身に付いてはいませんでした。子どもでも賃金を稼ぐための「作業」「仕事」の時間があったり、宗教が学園教育より優先されたりする場合もあり、学力を十分に伸ばすことは困難でした。

3 療養所内の教育に「求められた学力」

隔離政策の推進を担った「癩予防協会」は、一九三一年（昭和六）に入所案内パンフレットの性格をもつ『癩の話』を発行しています。そのなかで、「教育」については次のように説明しています。

「学齢児童は勿論、成人でも学問のない人に対しては、患者の中から経験のあるものを先生として学科を授けてゐる。其の為に入所の当時は、目に一丁字なかった者が、新聞・雑誌などが平気で読めるやうになり、家郷への音信などにも、少しも不自由を感じなくなったばかりでなく、詩歌、俳諧など文芸の道にも堪能になった者が少なくない」

この一文は収容する側からのプロパガンダですが、療養所内の教育に「求められた学力」がどのようなものであったかをうかがい知ることができます。つまり、療養所の「教育」は読み書きの不自由をなくすことが中心であり、療養所内での「実生活」に役立たせることを目的としていました。園を管理する側は、入所者に療養所内で一生を秩序正しく生きてもらうための「学力」を求めていたのです。

江連恭弘《えづれやすひろ》[26]は、療養所内の教育で「求められた学力」について、篠崎恵昭・清水寛[27]らの先行研究を踏まえて次のように要約しています。

「療養所内で生きることを前提としたものでしかなく、獲得されるべき学力もあくまで『園内通用』のものでしかなかった」

「園内の学力は、いわば『園内通用学力』であり、それは隔離の思想と表裏一体をなすいわば〝閉ざされた学力〟であった」

沖縄愛楽園の「患者教師」であった宮城兼尚さん（旧制中学を卒業後、一九三八年に入所）は愛楽園で最初の患者教師でしたが、管理する園側から求められた「閉ざされた学力」について、次のように述べています[28]。

「患者教師も小学校令の規定なんか知らないし、それにもとづく学科目を教える力もない。園当局の入園患児教育の方針は『親に手紙が書けて、新聞や本などが読める程度の教育でよい、また、地理などは教える必要はない。ましてや政治・経済など学ぶ必要もない。園当局の管理を批判することなく、文芸とか宗教とか道徳教育に重点をおくような教育をしろ』というようなものだったのです」

「入園患者が教育を受けて政治的に思想的に走ると、国家の『らい療養所』の方針に対する批判が強く出て、職員は入園者の管理の仕事が難しくなるから」

26 『ハンセン病問題検証会議の最終報告書』第十三章「ハンセン病強制隔離政策に果たした各界の役割と責任(2)」第一節「教育界の責任」二〇〇五年。

27 篠崎恵昭・清水寛「国立療養所多磨全生園のハンセン病児童・生徒の文集の検討――文集『呼子鳥』にみる精神生活の深層――」（『埼玉大学紀要教育学部（教育科学）』一九九八年）。

28 清水寛「日本ハンセン病児問題史研究［Ⅱ］――聴き書き・国立療養所沖縄愛楽園における宮城兼尚氏の『患者補助教師』としての歩み（一）――」（『埼玉大学紀要教育学部（教育科学）』第四八巻第二号、一九九九年、九二頁）。

4 子どもたちの過酷な生活

療養所の子どもたちの教育と寮生活については、昨今は当事者であったハンセン病回復者による体験記・回想記が数多く出版され、その実態をうかがい知ることができます。しかし、親や故郷から切り離され、厳しい差別を感じながら療養所に入り、治療の見通しも社会復帰の希望も見いだせなかった子どもたちのおかれた環境がどれほど過酷であったかは、体験記を通しても真に想像することは難しいでしょう。

たとえば、全生学園に学んだ冬《ふゆ》敏之さん（一九三五年生まれ）は、自身の少年時代について書いた文章の中で、少年寮での〝いじめ〟の実例と、その結果による兄の精神病棟での〝凍死〟を記しています。[29] そして、そのストレスと心的外傷の強さから「少年時代を振り返ってみて、その思い出の中になつかしさのかけらもないことに、私は愕然とする。昔はよかったとか、楽しかったという記憶は、私の全生学園と少年寮における八年間に限り意味をもたない」とまで述べています。

また、栗生楽泉園の沢田五郎さん（一九三〇〜二〇〇八）は十歳で発症し、一九四一年（昭和十六）に楽泉園に入所しましたが、少年時代の精神的なつらさを次のように述べています。[30]

「療養所に入って何が一番つらかったか。子供として、将来自分はこうなる、という希望が一切ないことだ。この病気は治らない、一生出られない、夢の描きようがない。正月などに時々は帰省したが、同級生に会うと皆、卒業してからの身の振り方が決まっている。だんだん帰省しても一泊で帰ってきてしまうようになった。帰途、何ともいえない寂しさにとらわれ、自殺も思った」

——子どもたちは〝療養〟を目的とするはずの「癩療養所」で、精神的にも物質的にも過酷な生活を送らなくてはなりませんでした。その結果、心身の健全な育成が阻害されたことはいうまでもありません。

29 冬敏之「開かれたパンドラの箱——元ハンセン病の児童・生徒として——」一九九九年。
30 沢田五郎『とがなくてしす　草津重監房の記録』皓星社、二〇〇二年。

5 子どもたちの生活・教育のプラスの側面

一方では、聞き取り調査などを進めるにつれ、このような極限の状況を少しでもプラスに転化できた側面があることにも気づかされました。

たとえば、長島愛生園の石田雅男さん（一九三六年生まれ）は、学園時代の患者教師から叱られ諭された言葉が、その後の自治会運動のつらい時期にも〝励まし〟となったと語っています（二〇〇五年十一月十八日、聞き取り）。

多磨全生園で永年ハンセン病図書館を運営し、ハンセン病史料の収集整理に人生の情熱を傾けつづけてきた山下道輔さん（一九二九～二〇一四）は、いまは亡き少年寮・寮父であった松本馨《かおる》さん（一九一八～二〇〇五）の教育と思想の影響の強さを語っています（二〇〇五年九月二十八日、聞き取り）。

また、松丘保養園の神子沢《かみこざわ》新八郎さん（一九二六年生まれ）は少年寮・学園でつちかった親友との友情の強さを語り、失明した親友の最期を看とり、のちに自費で親友の「遺稿集」を出版しています。そこには閉ざされた園内で互いに苦境の中を切磋琢磨して育ち、夢や理想を語り合い、心の底から信じ合える関係

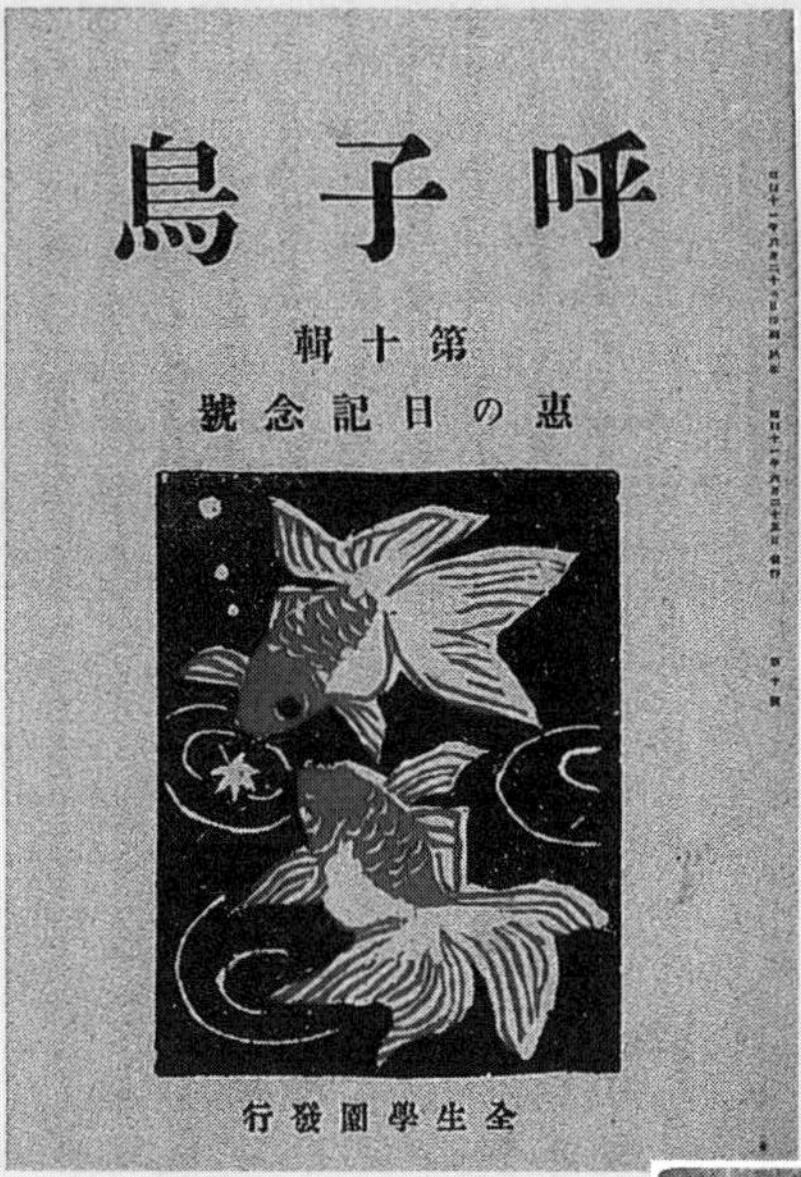

『呼子鳥』第十輯（1936 年 6 月発行）
『呼子鳥』は、1934 年（昭和 9）に入所者の教師（患者教師）を編者として創刊された。指導した“患者教師”たちも、当時隔離の中で文学に生きがいを見出す文学青年であり、子どもたちに強い影響を与えた。（ハンセン病資料館提供）

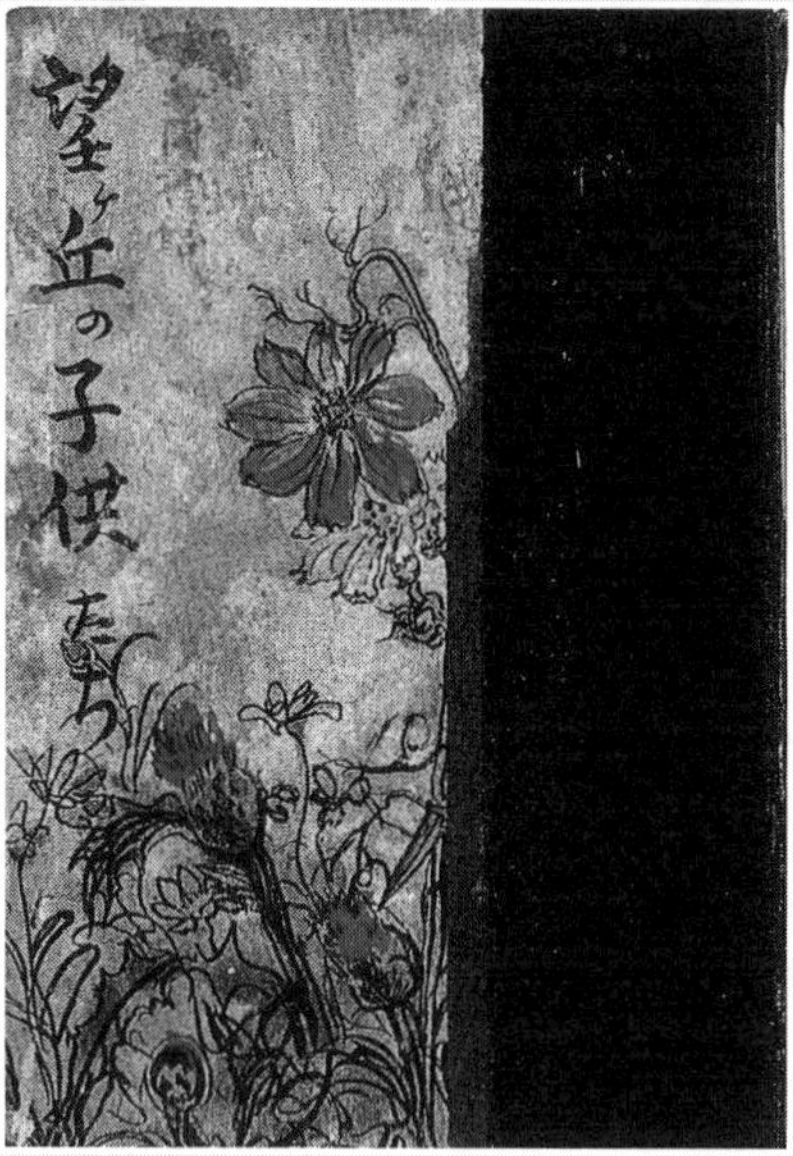

『望ヶ丘の子供たち』（1941 年発行）
「望ヶ丘」とは、長島愛生園の医局から山一つ越えたところにある学園付近の子ども地区のことである。子どもたちの作文や詩で、愛生園の機関誌『愛生』に掲載されたものなどから抜粋した作品や、職員・“患者教師”の文章などがこの冊子に収録されている。（ハンセン病資料館提供）

がありました（二〇〇六年六月四日、聞き取り）。

ハンセン病療養所内の教育実践の最もすぐれた成果としては、「綴り方」（作文）教育を挙げることができます。多くの患者教師、寮父・寮母は熱心に子どもたちに作文や日記を書かせ、朱を入れ、誉め、文集を発行して子どもたちの表現を励ましました。子どもたちは内面に鬱屈《うっくつ》したものが沈殿していましたが、作文を通して自己の内面を見つめ直し、表現していきました。綴り方教育は、被差別の隔離状況で人格を形成していかねばならなかった子どもたちにとって、大きな意味をもったといえるでしょう。

全生学園の児童文集『呼子鳥』には、一九三四年（昭和九）の創刊以来、多くの子どもたちの作文・俳句・短歌・自由詩・創作などの、すぐれた作品が掲載され続けました。

長島愛生園の児童文集『望ヶ丘の子供たち』（一九四一）には、当時の一般児童のための月刊雑誌『綴り方倶楽部』に入選した作品も収録されています。[31]「入選作品」を書いた一人の近藤宏一さん（一九二六〜二〇〇九）は、当時の綴り方教育を振り返って、次のように語っています（二〇〇五年十二月二十六日、聞き取り）。

「愛生園に入所して、その後のわたしの生活を決定づけることが二つありました。（中略）一つはハーモニカですね。もう一つは、北野貴麿（ペンネーム）という名の寮父との出会いでした」

「当時、『童謡芸術』という童謡雑誌が発行され、〝おとっつぁん〟（注・北野氏のこと）もその雑誌を購入して勉強していらっしゃいましたが、わたしたちにも文章を書くようにと指導してくださいました。自由詩、綴り方などを指導してくださって、子どもたちの作品集に自分で描いた表紙をつけてまとめてくださっていました。いい作品があれば、当時の児童文芸総合雑誌であった『綴り方倶楽部』に投稿してくれるんです。選者には北原白秋（詩人・歌人。短歌雑誌『多磨』を主宰。一八八五〜一九四二）もいました。よい作品として選ばれたら活字になって返ってくる。これが楽しみだったんですね。六十五年間の療養所生活の中で、この文芸との出会いがどれほどわたしのこころをなぐさめ、勇気づけてきたか、それははかりしれません」

――制度としての学園教育を評価することはできませんが、このようなすぐれた教育実践によって子どもたちの成長があり、そして師弟愛や友情があったことも忘れてはなりません。

国の教育の対象外であった寺子屋期・学園期の教育は、各時代の各療養所の患者教師によって恣意《しい》的な教育がなされ、一定の水準を保つことはできませんでした。しかし、たんなる空白の教育期というステレオタイプで捉えることは、そこに生きた子どもと教師のさまざまな営みを検証し直すことを困難にし、彼らが獲得した人間的成長を否定してしまうことにもなりかねません。

31 「ハンセン病をどう教えるか」編集委員会編『ハンセン病をどう教えるか』解放出版社、二〇〇三年、八一頁。

6 患者教師の限界

北條民雄さんは全生病院の入所者でありながら、川端康成（一八九九〜一九七二）に見いだされ、一九三六年（昭和十一）に『いのちの初夜』を世に送り反響を呼んだ「らい文学」の代表的な作家です。北条さんは『望郷歌』（一九三四）において、患者教師の子ども観を次のように描いています。

「……いったいこの児たちに何を教へたらいいのであらう、また彼等にどういふ希望を与へたらいいのであらう、そして二十五歳で発病した自分ですら一切の希望を奪はれてしまってゐるではないか、況《ま》して七、八歳の年少に発病した彼等が如何なる望みをこの人生に持ち得るといふのか――。彼は教壇に立ちながら、この少年少女たちに対してはもう教へるものは一切なかったばかりでなく、教へることは不可能だと思ったのである。彼はただ思ひ切り時間を豊かに使用することに考へついた。彼は教科書を放擲《ほうてき》してしまひ、国語の時間には童話を話してやったり、読ませてみたりし、作文はなんでも勝手に綴らせ、時間の半分は学校の外に出て草や木の名を教へた。それは教へるといふよりも、むしろ、一緒になって遊ぶといふ気持であったのである。彼は、この子供たちに対して教へるという気持になることはどうしてもできなかった」

作家・北条民雄が描いた教師像を彷彿《ほうふつ》とさせるのは、多磨全生園の氷上《ひかみ》恵介さんの患者教師としての回想です。

氷上さんは自伝『感傷旅行』（一九八四年）で、患者教師になった経緯や当時の教育観を述べています。それによると、氷上さんが全生学園の教師をつとめ始めたのは二十歳で、一九四三年（昭和十八）のことだそうです。きっかけは、当時学園で患者教師をつとめていた人に頼まれたからであり、それまで教師という仕事にまったく興味はなく、仕方なく引き受けたそうです。

氷上さんは患者教師としての教育観を次のように語っています。

「――えらくなってもせいぜい患者総代（注・現在の自治会長のこと）だ――という意識が、私たち学園関係者にも、子どもたちにもあった。勉強などしてもそれが何になるのか、どんなことを一生懸命やってみてもそれがみな徒労《とろう》であった、という見本が周囲にごろごろと転がっている時代である」
「しかも私には勉強を教える技術は皆無である。持っているものは子どもたちと年齢がまことに近い、ということだけであった。友だちになろう、気軽に話せる兄貴分になろう、遊べる仲間になろう、と私は心がけた。国語の時間に百人一首に興じ、屋外に出ては陣取りや三角ベースの野球を楽しんだ。雑木林の中に薬草のせんぶりを採集し、そして栗を拾いにいった」

この文章からは、氷上さんが従来の読み・書き・そろばん式の学園教育によって、園内通用学力さえ身につけばよし、とする旧弊《きゅうへい》さと諦念《ていねん》をもっていたことがうかがえます。氷上さんは『望郷歌』で描かれた〝教師像〟に近い存在であったといえるでしょう。

しかし、前田博之によれば、氷上さんは小説はもとより、演劇や絵画、陶芸などの表現活動に才能を発揮した人物でした。[32]自治会活動にも貢献し、『全患協運動史』の執筆者の一人でもあります。氷上さんは〝教える技術は皆無〟だったかもしれませんが、子どもが好きでさまざまな表現活動に秀《ひい》で、知性に優れた人物であったことを考えると、当時の教え子たちに与えた影響は大きかったと思われます。

氷上さんと同じように、「仕方なく教師・寮父母になった」例はしばしば聞きます。たとえば大島青松園の多田勇さんは、自分の意志に反して教師や寮父をつとめたことを次のように振り返っています。[33]

「（昭和十八年に入所して）自治会の書記になって、その翌年が学校の補助教員というか、補助教師を一年やって、その次が少年寮の寮父。自分の意志じゃなく人に頼まれて、『あれやれ、これやれ』ということで、まだ子供で『自分の判断で断りをする』いうことができなかったから。『学校来い』いうたら学校に行くし、『寮父やれ』いうたら寮父して」

全生学園で少年時代を過ごした冬敏之さんは、自身が教わった患者教師の問題点について、次のように記録しています。[34]

「（小学校の）Kという五十代の教師は、毎日ソロバンばかりやらせた。『一銭なり二銭なり』児童に順番に読み上げさせ、K先生は居眠りをしていた。来る日も来る日もソロバンの足し算ばかりなので、級長をしていた私は『先生、掛け算や割り算も教えてください』と言った。先生は仕方なく、黒板に掛け算のやり方を書き始めたが、途中で分からなくなり『お前たちは、ソロバンの足し算と引き算を知っておればいいんだ。ここじゃ掛け算や割り算は必要ない』と言い、元に戻ってしまった」

「（中学校の）M先生は地方の巡査上りの人で、四十歳にはならなかったと思う。（中略）先生は、理科や算数が苦手で、時間割には週に二、三時間入れていたと思うが、私は教わった記憶がない。やたらと自習と作文が多く、私は理科の実験をしたいと申し入れたが、返事を貰えなかった。とうとうみんなで授業をボイコットして、納骨堂へ逃げ、一日遊んでしまった。M先生はショックを受け、学校へ来なくなった」（注・教師の名前は筆者がイニシャルにした）

冬さんはらい予防法国賠訴訟の東京地裁第二回原告口頭弁論（二〇〇〇年一月十八日）において、全生学園の教育について「勉強らしい勉強もさせてもらえず、中学を出たとき、私は九九さえ言えませんでした」と証言しています。

また、邑久光明園で少年時代を過ごした崔龍一さんは、自身が教わった患者教師の問題点について次のように語っています（二〇〇六年九月十七日、聞き取り）。

「農業学校を出ている先生は、農業を教えて、農業実習ばかりやっていた」

「神戸高等工業学校出の先生はやたらと数学が好きで、おもしろい先生だった。高等小学校の一年生相手に、三角法の解析を代数的証明と幾何学的証明と、なんか難しい証明を三種類くらいやる。黒板にいっぱい書きよる。大学で教えてるみたいだった。教科書とは関係になしに、興にのったのか、自分はこういう勉強やってきたんやでと。ぼくはその先生のおかげでずいぶん数学が好きになったんだけどね。ついていけない子は横を向いていた。早よおわらんかなって」

――これらの事例からは、学園教育期の教育は各療養所の各教師の資質と恣意によって、偶発的に営まれていたことがうかがえます。患者教師に資格の必要はなく、患者教師になる意志さえ問われませんでした。したがって、教職に関する知識や経験もなく、漠然と園内通用学力の育成を求められて教壇に立った患者教師が、教師として十分に役割を果たせなかったことは仕方がなかったといえるでしょう。

ただし、このことはすべての患者教師に対する評価ではありません。冬敏之さんが「第一級の教師」と評した多磨全生園の光岡良二さんをはじめとして、熱意のあるすぐれた患者教師もいました。また教師としての専門性や力量は不足していても、その人柄や人生経験を子どもに伝えることで、教え子の生涯に影響を与えた患者教師も確かにいたのです。

32　埼玉大障害児教育史ゼミナール集団著『ハンセン病療養所における子どもの生活・教育・人権の歴史――国立多磨全生園を中心に――』清水寛編、一九九九年。

33 香川県健康福祉部業務感染症対策課編『島に生きて　―ハンセン病療養所入所者が語る―』一頁「家族の幸せを」多田勇（聞き書き）、一九九五『青松』より転載。

34 冬敏之『開かれたパンドラの箱　―元ハンセン病の児童・生徒として―』一九九九年。

7 患者教師を原点として患者運動へ

戦前は「公民」として認められず、選挙権すら与えられなかった「癩患者」は、戦後しばらくして民主的組織をつくり、試行錯誤と挫折をくり返しながらも「権利」を獲得していき、社会への告発と啓発を続けて「ハンセン病回復者」へと成長していきました。このことはハンセン病の歴史にとどまらず、日本の福祉運動・患者運動史のなかでも特筆すべき大きな前進です。

その人権運動としての患者運動・入所者運動（自治会運動、全患協・全療協運動）の中核を担ったリーダーには、若いときに学園教師や寮父母の経験がある場合が少なくありません。以下に、その代表的な三人の元・患者教師、寮父の事例を取り上げます。彼らの「人権運動」の原点に療養所内の教育があったことがわかるはずです。

【松丘保養園・学園教師――鈴木禎一さんの教育】

鈴木禎一《ていいち》さん（一九一五年生まれ）は駿河療養所（静岡県）の元自治会長であり、一九五三年（昭和二十八）の「らい予防法」闘争後の「全国ハンセン病患者協議会」（全患協）事務局長をつとめるなど、永年にわたり「患者・入所者運動」の先頭に立ってきた人物です。後年は東京都東村山市の社会教育委員もつとめました。二〇〇三年には『ハンセン病　人間回復のたたかい――神谷美恵子氏の認識について――』を著し、神谷の「患者運動」への認識の錯誤を批判しています。

この鈴木さんが若いころに松丘保養園（青森県）で学園教師をしていたことは、鈴木さん自身が記録に残していないため、ほとんど知られていません。鈴木さんの教え子二人（松丘保養園入所者）からの聞き取り（二〇〇五年十月九日、二〇〇六年六月四日）と、教え子である沢田徳一さんの遺作集『星と詩人』[35]、そして鈴木さんからの聞き取り（二〇〇六年十二月二十三日）などから、若き鈴木さんの教師としての足跡の一端を紹介します。

教え子である坪田多三郎さん（昭和十七年に十七歳で入所）によると、当時鈴木先生は「学園の小学校五・六年と高等科」を教えていました。坪田さんは「病気でやけくそになったですよ、私も少し。苦労してまで勉強することはない」「ここの中で勉強したって、何の仕事に就けるわけでなし」と、自暴自棄になることもあったそうです。そんな考えで、休み時間が終わっても戻って来なかったりした子どももいましたが、鈴木先生は声を荒げることは決してなかったそうです。

坪田さんは「あの先生はよほどでなければ怒らない先生。どなったりしなかった」と評しています。鈴木先生の教育方針とは「共同生活は、自分個人の考えだけではなり立たない。お互いに譲りながら、話し合っていきなさいという考え方」であり、理性と民主的な手続きを重視したものであったといいます。だから「ていねいに教えられると、いくらきかない子どもらだってだんだんわかってくるから。……そこらへん、鈴木先生は子どもの気持ちをつかむのが上手だった」と振り返っています。

また、坪田さんは、「いままで誰にも話していないんだけど」と前置きしたうえで、ある日先生が園外で「写生をしよう」と提案し、園当局に断りもなく園外に連れ出してくれた〝事件〟を語ってくれました。子どもたちは絵も描かずに「はしゃいではしゃいで、どんどん行っちゃって」勝手に行動してしまい、坪田さんなどは世話になった教会にまで行ってしまったそうです。それが鈴木先生との「いちばんの思い出」だとしみじみと語ってくれました（二〇〇五年十月九日、聞き取り）。

この「無断外出事件」はのちの患者運動のリーダーらしいレジスタンスかと思われますが、鈴木さんによると「そんなこともあったかなあと思うのですが……。だいぶ前のことで記憶にないですねえ」ということでした（二〇〇六年十二月二十三日、聞き取り）。

もう一人の教え子である松丘保養園の神子沢《かみこざわ》新八郎さん（一九二六年生まれ）ご夫妻からの聞き取り（二〇〇六年六月四日）からは、神子沢さんの親友であった沢田徳一《とくいち》さん（一九二六〜一九五七）と鈴木先生の師弟関係に絞って紹介します。

沢田君は小学校（学園）時代、病気が進行していたこともあり、心が荒れていました。鈴木先生と出会う前、火葬場で自殺未遂をしたこともあります。以前教わっていた先生には、「何のために勉強するのか」「何の希望もない、目的もないのに……。このまま朽ち果てるだけだ」と反抗することもありました。しかし、沢田君は鈴木先生と出会い、小学六年生から高等科二年生まで教えてもらったことによって大きく変化しました。沢田君は旧制中学を出たインテリで、クラシック、文学、詩、哲学などを熱心に教えて」くれたそうです。とくに沢田君は、砂が水を吸収するように、鈴木先生に感化されていきました。

鈴木先生は情熱の詩人・バイロン（ロマン派の代表者。一七八八〜一八二四）が好きで、生徒によく「情熱を込めさせて」朗読させました。鈴木先生の期待に沢田君もよく応え、先生の教えの深いところまでを行間からとらえたそうです。二人は「学び合って感激し、抱き合いながら泣くこともあった」そうです。鈴木先生の影響で、沢田君は詩も創作するようになりました。当時の沢田君と神子沢さんにとって、鈴木先生はまさに偶像であったといいます。

卒業後すぐに、沢田君は失明しました。しかし、神子沢さんは目の不自由な沢田君を背負って毎晩のように鈴木先生宅を訪れ、先生の話を聞かせてもらいました。もう二人とも卒業していて、鈴木先生も先生をやめていたにもかかわらず、鈴木先生は夜遅くまで付き合ってくれたそうです。

――沢田君と神子沢さんは鈴木先生の感化によって成長し、一九五七年（昭和三十二）に沢田さんが三十二歳で亡くなるまで、生涯友情をつちかいました（沢田徳一さんの遺作集『星と詩人』は神子沢夫妻が資金を出して編集・発行したものです）。その後、鈴木さんは新しい可能性を求め、駿河療養所（静岡県）へと転園しましたが、多くの教え子への影響を残しました。

35　沢田徳一『星と詩人』聖燈社、一九七四年。

【多磨全生園・少年寮寮父――松本馨さんの教育】

松本馨《かおる》さん（一九一八〜二〇〇五）は、一九七四〜一九八七年の十三年間、盲目のハンディを乗り越え、多磨全生園の自治会長として活動しました。とくに一九九六年（平成十三）に実現した「らい予防法」の廃止に向けた運動論は、ハンセン病史の歴史的転換に大きな役割を果たしました。また、無教会派のクリスチャンとして内外の信仰者に影響を与え、ネパールのハンセン病回復者子女の教育支援にも力を注ぐなど、療養所にとどまらない影響力をもちました。ハンセン病史の史料の収集と保管という点でも先見性をもち、ハンセン病図書館を「患者の手によってハンセン病資料を収集して後世に残し、自分たちのこうむった偏見差別、終生隔離政策が医療と福祉の名によって二度とくり返されることのないように」という願いをこめて、自治会の事業として設立しました[36]。

その松本さんと子どもとの出会いは、一九四一年（昭和十六）に「全生常会」（現在の自治会）が結成され、常会役員から誰もやり手のなかった少年寮寮父の仕事を依頼されたことに始まります。

当時二十三歳の松本さんは、寮父を引き受けるにあたって二つの条件を出しました。一つは「学園児童と卒業した児童がひとつ屋根の下で暮らしているが、それを分けて、学園児童を私がみること」であり、もう一つは「月額一円を子どもたちに日用品費として支給すること」でした[37]。前者は年長者による賭博などの悪習から学園児童を守り、健全な寮生活と児童文化の確立を目指すためで、後者は「ガーゼ延ばし」などの低賃金労働から子どもたちを解放し、学習や読書の習慣を身につけさせるためでした。

寮父は生活指導をすることが基本ですが、むしろ松本さんが力を入れたのは作文・詩・俳句などの「綴り方指導」でした。その理由を、「国の方針に従って、基礎的な力をつけてやることも大切だが、それ以上に必要なことは、自己を表現する能力をつけてやることだ。子どもたちの前途には恐るべき病魔が待っている。それと戦う言葉を持つことが大切だ」と述べています[38]。

松本さんのこの「学力観」は、プラグマティックな園内通用学力とは一線を画した「人間の尊厳を求め

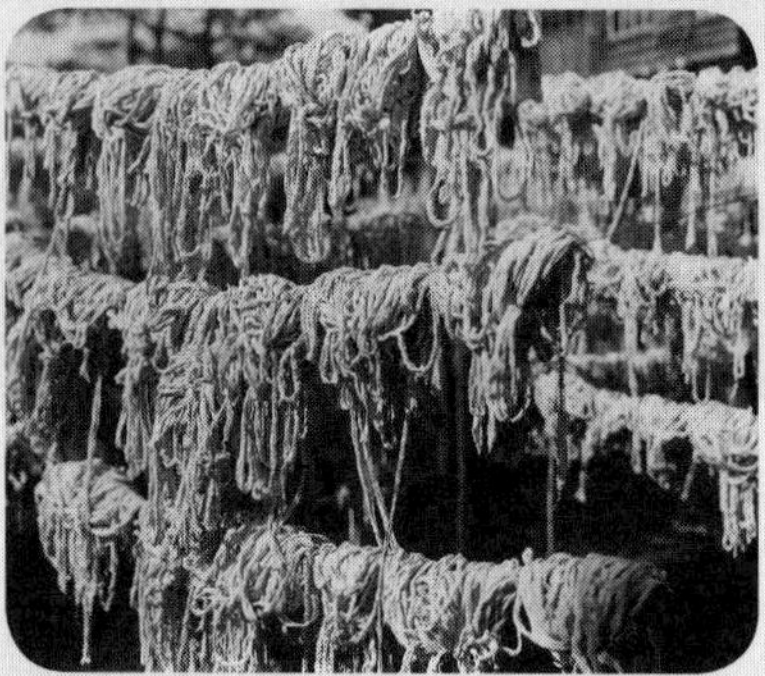

干された包帯
（ハンセン病資料館提供）

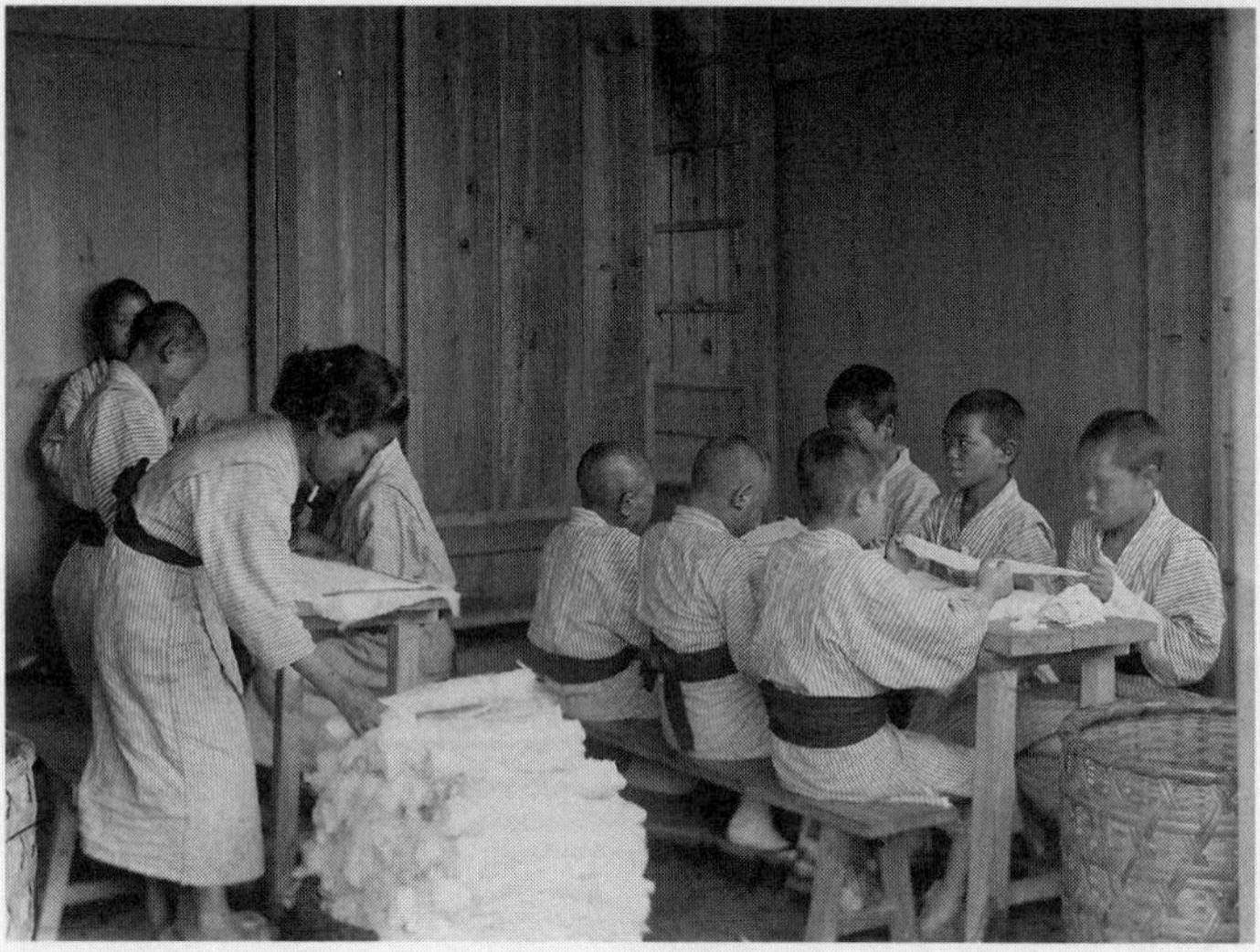

包帯巻き作業（戦前）
大人の入所者と同様に、子どもたちにも作業（労働）が課された。写真では、自身が手に包帯を必要とする傷のある手の子どもも“包帯巻き”をしている。仕事をしなければ小遣いはなかった。11歳で入所した山下道輔さんによれば、1941年（昭和16）年頃は、午前中に石鹸・ちり紙配り、虫の駆除、医局の下足番、お茶摘みなどの作業があったという。（ハンセン病資料館提供）

るための学力」であったといえるでしょう。松本寮父は、子どもたちに自作の小説を読み聞かせ、書くことのおもしろさや大切さを伝えていきました。

若き松本寮父がただ〝独り〟で行なった教育改革は、やがて少年寮の子どもたちの成長を大きく促すこととなります。子どもたちは松本寮父からの人間的影響を受けつつ、自立していきました。その一人が、松本さんをいまでも「おとっつぁん」と慕う全生園の山下道輔さんです（二〇〇五年九月二十八日、聞き取り）。

十一歳で入所した山下さんですが、松本さんが寮父を引き受ける前は、子どもたちは午前中に石鹸・ちり紙配り、虫の駆除、医局の下足番、お茶摘みなどの労働があったといいます。入所前から「二年生ぐらいから学校に行ってなかったから勉強ぎらいになっていた」、「放浪ぐせのようなのがあった」という山下さんにとって、松本寮父が要求する学習は「初めは苦痛で仕方なかった」そうです。しかし、松本寮父はねばり強く働きかけ、徐々に山下さんは変わっていきました。「勉強をやろうと思わせてくれたのが松本さん。……強制じゃなくて、じわじわとやる気にさせてくれた」――。

その後、青年となった山下さんは松本さんが自治会長として提唱した「後世にハンセン病史料を残す運動」を引き継ぎ、ハンセン病図書館で永年にわたって資料（史料）活動を続けていきました。他の入所者からは「資料の山下」と畏敬の念で呼ばれることもあるほどです。その仕事ぶりは、徹底して資料を使う側に立ったていねいなもので、コピー機のない時代にも「保管用」と「貸出用」の二部をすべて手書きで作成しました。

――山下さんにとって、まさに松本寮父は〝恩師〟であり、松本さんが亡くなる二〇〇五年まで、それこそ〝実父〟のように介護をつづけました。山下さんは、「松本さんに教わった期間はわずかだが、今日の自分をつくってくれた。だからずーっと松本さんには感謝している」と語っています。

36 ハンセン病市民学会　図書・資料部会の設立趣意書による。
37 松本信（松本馨氏のペンネーム）『生まれたのは何のために』教文社、一九九三年、五〇～五一頁。
38 前掲書五二頁。

【松丘保養園・学園教師──伊藤文男さんの教育】

松丘保養園の伊藤文男さん（一九三三生まれ）は、一九六三年から自治会総代（のちに会長）として活動を続け、ハンセン病国賠訴訟判決以降、二〇〇二年からは各療養所自治会の統合運動体である「全国ハンセン病療養所入所者協議会」（全療協）の会長をつとめるなど、「患者・入所者運動」の先頭に立ちつづけた人物です。

伊藤さんは第二十二回ハンセン病問題検証会議で、自身の「学園教師」の経験を詳述しています。また著書『一生一楽』（一九九〇）においても、子どもと教育についての記録と考えを四〇ページ以上にわたって記しています。また、体調がよくなくて聞き取りはできませんでしたが、わたしに対して「病弱教育」の専門書を貸与してくれるなど、現在でも教育問題には高い関心を寄せています。

伊藤さんは旧制高校中退であることと、入所の際にたくさんの本を持っていたということから、一九五〇年（昭和二十五）に自治会から頼まれ、十七歳で松丘学園の教師を引き受けました。特筆すべきは、伊藤さんは旧制高校時代から「教員になることが夢」[39]だったということです。

伊藤さんは、わずか四年半の学園教師時代を振り返り、「やめてからでもちょうど五十年経過しました。

とっくの昔に忘れ果てて当然なのに、この教員時代のことだけは、最も強烈な印象として鮮明に思い浮かべることができるのです」[40]と述べています。それだけ教育に青春の情熱を燃やし、学園教育の刷新と充実に大きな仕事を残したのです。その革新性と先見性は、まさに自治会運動のリーダーの原点としての活動にふさわしいものでした。

伊藤さんの教師としての「歩み」のすべてをここで伝えることはできませんが、検証会議での証言をもとに、伊藤さんの教育実践と教育運動の成果の一部を要約して紹介します。

• 伊藤さんが教員になりたてのころ（一九五〇年）、療養所内の子どもの問題点が二点あった。① 子どもたちが新聞配達や牛乳配達を日課としており、授業時間が確保できなかった。② 生徒の大部分がクリスチャンだった関係で、授業のある日にも牧師や神父が来たり礼拝があったりすると、無断で欠席したり早退するのが慣習のようになっていた。① ②に対し、納得がいかなかった伊藤さんは、労働や宗教活動が授業時間に食い込まないように寮長や宗教関係者と話し合い、強硬な反対を押し切って授業優先を実現させることができた。
• 就任当時、学園にあったのは、教会から借りているオルガンと、大日本帝国時代の地球儀ぐらいだった。講義一点ばりより、実験や図鑑、標本で、生徒自身が感得する経験を積ませてやりたいと考えたが、教育予算は計上されていないので、各方面に寄贈を仰ぐ努力をした。また自力で調達しようと、昆虫採集やカエルの解剖をしてアルコール詰め標本にしたり、押し葉をつくったりした。
• 就任一年目の秋に先輩教員が辞任し、新米教師の伊藤さんは一人で卒業式とその後の卒業生を送る学芸会の準備に奮闘した。シナリオを在校生全員が出演できるように書き直したり、舞台装置を工夫したりして苦労した。

- その後、新たに教員になった入所者も伊藤さんも、二人ともオルガンが弾けなかった。そこで、夜遅くまでオルガンの練習をつづけ、音楽の授業を自信をもってできるようになった。
- もっと生徒の自発的な活動を尊重すべきだと気づき『あさがお便り』と名づけた学校新聞を発行した。
- 一九五三年、園内誌『甲田の裾』六月号に「教育は誰がする」と題した文章を寄稿し、教育環境の整備を訴えた。それをきっかけに、学校教育の充実を目的として、寮長や入所者の「仮親」たちとPTAを結成した。
- 「ひばりクラブ」という生徒の自主活動組織をつくった。クラブには芸能部、運動部、社会部の三部があり、それぞれに、芸能部なら演劇・音楽・舞踊といったぐあいに三つの班が組織され、最下級生を除いた九名の生徒が必ず一班を受け持ち、全員が各班に加入するという仕組みにした。
- 運動部の野球班には、青森県救らい協会の厚意で、真っ白い新品のユニフォームと野球用具一式が提供された。そのときの子どもたちの笑顔が忘れられない。
- 社会部では、毎月一回機関紙『ひばり』を発行し、生徒自身の手で編集、記事の募集、原紙切り、謄写の仕事を全部やった。
- 芸能部の音楽班では合奏活動が盛んになった。卒業式での演奏が認められたのを機会に、多くの楽器を購入することができるようになった。入園者演芸会にも特別出演し、絶賛を浴びた。舞台で指揮棒を振りながら目頭が熱くなった。

・PTAの協力と援助を得て、初めて学園主催の運動会を開催した。

伊藤さんは学園の「公立化」（正式な教師が派遣されるようになる）に伴い、資格のない〝自分の使命は終わった〟と判断し、一九五四年（昭和二十九）に学園教師を辞しました。伊藤さんは患者教師として疾走した青春時代を振り返って、「いちばん充実していた時代だった」と述べています。[41] その後は自治会の文教担当執行委員に就任しますが、それは文教担当であれば「園内の教育環境を整えられるという思いがあった」からだそうです。

――以上のように、鈴木さん、松本さん、伊藤さんらの教師・寮父としての仕事は、後年の運動体のリーダーにふさわしい成果を収めました。そして、この経験は教える側であった彼らの人間的成長につながり、共に手をつなぎ、社会を変革しようとする行動への確信を深める契機の一つになったと思われます。「学園」や「少年少女舎」は子どもだけでなく、そこにかかわった大人たちをも育てた面があります。

39　ハンセン病問題検証会議　第二二回検証会議（二〇〇四年七月十四日）聞き取り調査での証言。
40　同上　聞き取り調査での証言。
41　高波淳『生き抜いた！――ハンセン病元患者の肖像と軌跡』草風館、二〇〇三年、一四二頁。

8 療養所の大人たちにとっての「子ども」

学園教師や寮父・寮母ではない一般の大人の入所者は、子どもたちにどのようなまなざしを向け、接していたのでしょうか。

邑久光明園のMさん（一九三五年生まれ）は、食糧難の時代も「子どもにそーっと食べ物をくれる人がいた。寮に持って帰ったらいけん、ここで食べい、言うて」という思い出があると語っています（二〇〇六年九月十九日、聞き取り）。

光明園の自治会史によれば、「児童と一緒に入園している肉親縁者、また郷里が同じなどの理由で特定の児童を可愛がり自室に招くことがあった。頻繁に訪問すると他の児童に悪影響を及ぼすので週一回と決め、日曜日に訪問させていた」といいます。[42]これは子どもたちの間で〝ひがみ〟や〝ねたみ心〟を起こさせないための措置だそうです。生きる希望を見いだしにくい大人の入所者にとって、療養所内の「学園」の子どもたちは〝一条の希望〟そのものであったことがわかります。

入所者どうしの「けやぐ関係[43]」のあった松丘保養園では、一人一人の子どもに対して「仮親」がつく制度がありました。松丘学園の教師だった伊藤文男さんは、仮親の意味について「ほんとうの血のつながった身内もまれにはありますけれども、その当時の子どもたちは、故郷を同じくするとかそんな意味合いをもって、親しく子どもの面倒を見てくれたという、いわゆる里親みたいな」と述べています。[44]

大人たちが子どもに向けた温かさは、同情心や可愛らしさによるものだけではありません。大人たちの温かさの背景には、大人たちを襲った「命の差別」、つまり優生思想にもとづく「断種・堕胎」の問題がありました。療養所の大人たちは結婚を許されても、子どもを持つことは許されませんでした。結婚の条件として「断種」させられ、夫婦などに子どもができた場合には「堕胎」を余儀なくされました。

現在でも、療養所に暮らす多くの入所者が〝人形〟を我が子や孫のように愛しています。たとえば、熊本恵楓園の遠藤邦江さんの「子ども」である抱き人形の「太郎君」は、もう四十七歳になります（二〇一三年時点）。

多磨全生園の平沢保治さんによれば、地域の子どもたちとの交流がなかった二十年以上前には、園内放送で職員の赤ん坊の〝泣き声〟を流すこともあり、好評だったそうです。新たな「いのち」が芽吹くことのない療養所にとって、子どもの存在は大人たちの〝希望〟であり、ときには〝生きがい〟でもありました（一九九四年聞き取り）。

子どもたちは教師、寮父・寮母といった子どもの世話をする立場にあった入所者だけでなく、一般の大人の入所者からも支援を受け、影響を受けました。それは時には学園での教育以上に、子どもたちの成長に働きかける作用がありました。

たとえば、詩人として佳作を遺した志樹逸馬《しきいつま》さん（一九一七年生まれ）は十四歳で全生病院（現・多磨全生園）に入所しましたが、評論家の鶴見俊輔は、志樹さんの詩人としての才能の開花には園内で「らい文学」に励んだ先輩入所者たちからの薫陶があったことを指摘しています。[45]

「こどものころから彼は多くの先輩に読書の手引きを受けた。その何人もが早くなくなった。志樹逸馬はその人たちに教えられながら、当時の文壇の流行とは別の詩をひろく読んだ。日本の帝国主義を批判したがために早くから日本の文学青年に見放されたタゴール（インドの詩人。一八六一～一九四一）の詩などが、園内のこの少年の読むところとなり、同時代の日本文壇とはちがう哲学詩の言葉を彼の中に開花させた」

「志樹逸馬のうけた教育には、幕末、吉田松陰（一八三〇～一八五九）が獄中（「野山獄」）でひらいた塾と通じるところがある」

――子どもたちは入所者の大人たちから肉親と同様の温かいまなざしを受けるとともに、時には叱られ鍛えられて成長を促され、療養所の次代を担う存在として期待されたのです。

療養所の大人としては、職員の存在も挙げられます。警護にあたる職員にとっては、入所者は大人も子どもも「監視」の対象でした。全生病院の初代院長・池内才次郎の「監獄より一等を減じるというくらいにやっていく」という言葉にあるように、戦前の職員にとって入所者は「罪人」に近い扱いで接する存在でした。清水寛は、監督職員(主に警察経験者がつとめた)による『見張所勤務日誌』を調査し、一九二七年(昭和二)だけでも、「子供患者」に関して監督職員が「注意」(制止・訓戒・戒告も含む)した回数は五十二回もあったことを報告しています。[46]

42 邑久光明園入園者自治会編『風と海の中 邑久光明園入園者八十年の歩み』日本文教出版、一九八九年、一八一頁。

43 「けやぐ」という言葉は、青森県津軽地方で比較的広く使われているが、その意味は、契約がなまったもので「親友」などを表す。療養所内では孤立しがちな個人どうしをつなぐ互助関係として存在した。

44 第二十回ハンセン病検証会議(二〇〇四年七月十四日)聞き取り調査での証言。

45 鶴見俊輔編『ハンセン病文学全集10』皓星社、二〇〇三年、四四三頁。

46 清水寛「国立療養所多磨全生園の戦前における職員の勤務日誌に見る患者取り締まりの実態(1)」二〇〇六年『多磨』二〇〇六年十二月号より。

第二章　戦時下のハンセン病の子どもの状況

餓死して死んだ子どもたちもここにはいるんですよね、
これが私には今でも一番忘れられない。
戦争中だったとはいえ、今だったら勉強しながら治す
という軽い病気の子どもたちがここに来て
飢えて死んだんですね。

『戦争を乗り越えて――宮古南静園からの証言』（二〇〇〇年）
松本利吉

【二】ハンセン病療養所内における教育と寮生活
——戦時下の過酷な状況

本章では、戦時下のハンセン病の子どもが過酷な経験を強いられ、〝命(いのち)〟が軽んじられたことを具体例から検証していきます。

1 押しつけられた皇恩・国恩

ハンセン病と皇室の関係は、古くは『元亨釈書《げんこうしゃくしょ》』(一三二二)に記された光明《こうみょう》皇后(七〇一~七六〇)の「湯施行伝説」(湯浴み伝説)の故事にさかのぼります。光明皇后が「癩《らい》」におかされた病者の全身の〝膿を吸い〟救済しようとする説話は、「穢《けが》れ」としてのハンセン病のイメージを強め、皇室の慈悲深さを印象づけました。この「湯浴み伝説」は戦前の尋常小学校初等国語科「光明皇后」でも教材として取り上げられ、一般教育での子どもにも「皇室のありがたさ」(皇恩)を強調する役目を果たしました。

戦前の無癩県運動のなかで、癩患者への皇室の「仁慈《じんじ》」の象徴となったのは貞明《ていめい》皇后(大正天皇の皇后。一八八四~一九五一)です。貞明皇后は昭憲皇太后《しょうけんこうたいごう》(明治天皇の皇后。一八五〇~一九一四)の後継者として、蚕糸・絹業の奨励とともに、「救癩」事業に尽くしたとされています。

一九三一年（昭和六）の「癩予防協会」設立に際しては御手許金《おてもと》を下賜《かし》して基金とし、その後も下賜金を送り続けています。その翌年からは、貞明皇后の誕生日である六月二十五日は「癩予防デー」となりました。さらには「癩患者を慰めて」と題した短歌──つれづれの　友となりても　慰めよ　行くことかたき　われにかはりて──を詠んだ十一月十日は「御恵みの日」と定められ、その歌碑が全国の各療養所内に建立されました。

その一方で、園側は入所者に対して「皇恩」に報いる従順な療養生活を送ることを求めました。たとえば、星塚敬愛園の「入園者誓約書」（昭和十年十一月四日規定）でも、皇室の「仁慈」は第一に掲げられ、感謝の心と規律への服従が入所者に求められていたことがわかります。

一．私儀　星塚敬愛園ニ入園シタル上ハ限リナキ皇室の御仁慈尽キザル同胞ノ友情ニ鑑ミ敬天愛人ノ一大家族的楽園建設ニ邁進センコトヲ期ス

一．園規ヲ守リ苟モ之ニ反スルガ如キコトアラバ如何ナル処置ヲ受クルモ苦シカラズ

多磨全生園では、太平洋戦争開戦の年の一九四一年（昭和十六）に、次のような「療養生活五訓」が作成されました。ここにも皇恩の強調がみてとれます。[1]

一．吾等ハ大御心ヲ奉体シ一意専心療養ニ励ムベシ

一．吾等ハ皇軍兵士ノ心ヲ心トシ困苦ヲ克服シ必勝ノ信念ヲ固ムベシ

一．吾等ハ相愛共助ノ精神ニ則リ人格ヲ練磨シ相互ノ幸福安寧ヲ図ルベシ
一．吾等ハ公益優先ヲ信条トシ各々其ノ分ヲ尽シ銃後奉公ノ誠ヲ捧グベシ
一．吾等ハ感謝報恩ノ念ニ燃エ大政ニ翼賛シ明朗健全ナル楽土ヲ建設スベシ

（傍線は筆者による）

長島愛生園では、療養所に入所することは軍人の〝出征〟にたとえられ、「祖国浄化のための犠牲」となる生活を送ることこそが、戦時下のハンセン病者の〝あるべき姿〟であるとされました[2]（「一時帰省願いに係る処置」の一部、『愛生』昭和十六年十月）。

「祖国浄化の為に決然自らを犠牲に一切の絆を断ち、隔離療養にいそしむ入園者こそ身を祖国に献げ第一線に立つ勇士の心情と些も異なる処なし」

「銃後奉公」を実践し、皇恩に報いることは、当然子どもたちにも求められました。とくに、子どもたちが学ぶ学園の校舎、少年少女舎、あるいは図書費、教材費などは、国（内務省・厚生省）の療養所運営予算に含まれなかったうえに、文部省からも教育の対象外とされていたために、癩予防協会や皇室からの下賜金、「三井報恩会」などの財界団体などの寄付で賄わなければなりませんでした。そのため、子どもたちには常に感謝が求められ、報恩を表す象徴として利用されることになりました。

多磨全生園で少年時代を過ごした谺雄二《こだまゆうじ》さん（栗生楽泉園、前ハンセン病違憲国賠訴訟全国原告団協議会会長。二〇一四年五月十一日、八十二歳で逝去）は、ハンセン病国賠訴訟の口頭弁論で次のように語っています。[3]

「とくに私がいやだったのは、文化人と称する人たちや僧侶たちの講演でした。講演会があると、子どもたちは会場の最前列席に座らされ、逃げ出すこともできずに、その人たちの話を聞かされるのです。話は決まって、『お前たち患者は戦争の役に立たないどころか、じゃまな人間だ。いわば非国民だ。日の丸の汚点なんだ』ということでした。私は子ども心に、ずいぶん悔しく思いました」

多磨全生園自治会編の『倶会一処《くえいっしょ》　患者が綴る七十年』にも、「名士の来院の折」には子どもたちが必ず最前列に並ばされたことが記録されています。その評は、「規律正しい少年少女団員たちを、よく管理された平和な全生病院のシンボルとして、ショーウィンドウの人形として外来者に誇らしげに見せつけた」というものです。まさに子どもたちは、皇恩・国恩に報いる「よき癩療養所」の象徴でした。

多磨全生園の全生学園跡の広場には、季節になるとみごとに花を咲かせる藤の木があります。これは一九四〇年（昭和十五）に、「皇紀二六〇〇年」を記念して貞明皇后が下賜したものです。[4]この木の下で子どもたちは遊び、この木のそばで皇居遙拝《ようはい》にいそしみました。

1　瓜生修司『ヒイラギの檻　二十世紀を狂奔した国家と市民の墓標』三五館、七八頁。
2　長島愛生園自治会編『曙の潮流』日本文教出版、長島愛生園自治会、一九三頁。
3　一九九九年七月十三日　東京地方裁判所第一回口頭弁論（村上絢子記）。谺雄二氏はハンセン病国賠訴訟原告団代表。
4　多磨全生園では皇室から「下賜」された木に標札が付けられている。筆者の調べでは、貞明皇后による木は四本、昭和天皇同妃殿下による木が一本、高松宮殿下同妃殿下による木が一本、浩宮殿下による木が三本ある。

②戦時下の錬成・鍛錬・作業

戦争期の進行につれて学園での一般的な教科教育は力を失い、むしろ学園外の教育の場として少年団活動が重視されるようになりました。とくに太平洋戦争開戦以降の療養所は、一般社会以上に物資不足と食糧難に襲われ、次第に学園教育自体が成立しないようになっていきます。以下、主な療養所の錬成・鍛錬・作業といった「教育状況」を見ていきます。

【多磨全生園の状況】

多磨全生園（一九四一年までは全生病院）では、一九二九年（昭和四）に「全生少年少女団」が結成され、元陸軍伍長などの指示のもとに患者教師が訓練にあたり、教練・体操や皇居遙拝式などを行なうようになりました。全生少年少女団はボーイスカウト運動の形式を取り入れたものであり、少年には国防色の団服、少女にはセーラー服その他が支給されました。軍人などの来訪の際は「必ず団服姿で整列して出迎え」ました[5]。しかし、団服の下に着るろくな下着も持ってなく、彼らの団服の下は夏も冬も同じでした。

戦争の展開とともに、全日本少年団が行なっていた大野営にならって、療養所の敷地内で心身の鍛錬を行なうキャンプが実施されるようにもなりました。キャンプ自体は変化の少ない療養所生活において子どもたちの楽しみでしたが、毎月二回の訓練日には教練・体操・手旗信号まで練習させられるようになりま

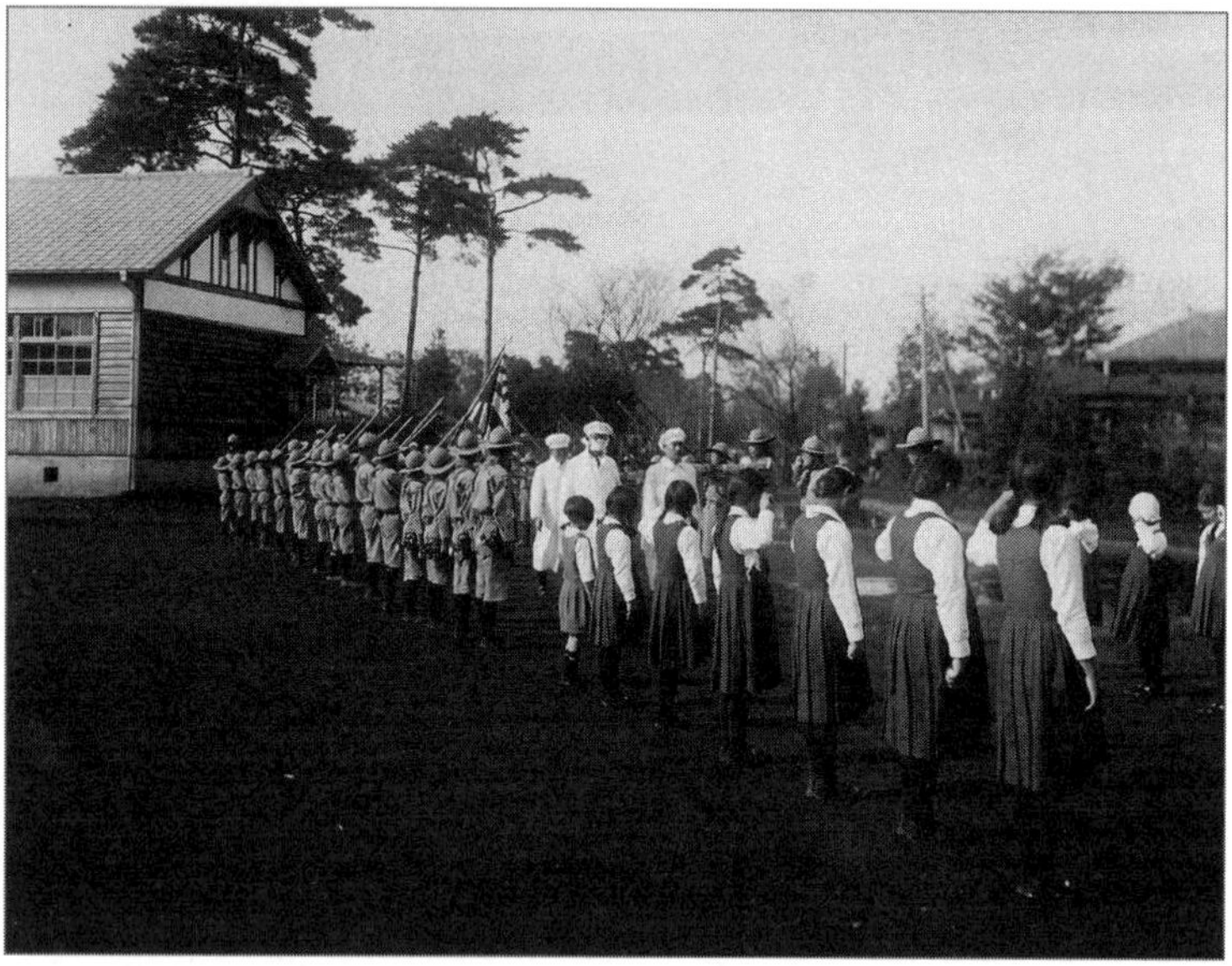

見学者の出迎え（戦前）

1929 年（昭和 4）には「全生少年少女団」が結成され、元陸軍伍長などの指示のもとに " 患者教師 " が訓練にあたった。ボーイスカウト運動をまねて、少年には国防色の団服、少女にはセーラー服その他が支給された。外部客の来訪の際は団服姿で整列し出迎えたという。（ハンセン病資料館提供）

した。この教練の徹底した成果は、たとえば戦後に高松宮（一九〇五〜一九八七）が来園の際に少年団・消防団による集団行進を見せたところ、「このような立派な行進は、かつて軍隊教育をお受けになった方のみにできる行進」という賞賛の言葉を高松宮から受けたことからもうかがえます。[6]

一九四一年（昭和十六）に十三歳で多磨全生園に入所した平沢保治《やすじ》さんは、「戦争中は私も軍国少年でした。『お国の恥のお前たちも、お国のために役立ちなさい』などと言われましたよ」（二〇〇二年、聞き取り）と述べています。また、平沢さんは著書『人生に絶望はない』の中で、全生学園の教育と自身の軍国少年ぶりを次のように述べています。[7]

「今の若いみなさんには理解しがたいことでしょうが、それでもお国のために何かしたいという願望はありました。療養所でもそういう教育だったんです。ハンセン病患者であっても天皇陛下のために命を捨てる覚悟でなければならないって、たたき込まれましたし、それにちょっとでも反する態度をとるとしごかれました。わたし自身、疑いもなくそういう生き方を肯定していました。天皇陛下のため、らい患者といえども鬼畜米英を一人でも叩き殺すことが忠君愛国だと、信じていました」

5　多磨全生園自治会編『倶会一処』「少年少女たちの世界」一九七九年、一一〇〜一一二頁。
6　桜沢房義『全生今昔』一九九一年、二七四〜二八一頁。
7　平沢保治『人生に絶望はない』かもがわ出版、五三頁。

【長島愛生園の状況】

長島愛生園では太平洋戦争の開戦（一九四一年）後には、寮・学校・患者作業・青少年団の四つの組織が「望ヶ丘錬成道場」として統一され、集団指導体制で子どもたちの指導にあたるようになりました。

愛生園の事務官であった宮川量は、一九四二年（昭和十七）に茨城県の「満蒙開拓青少年義勇軍」（通称「内原訓練所」）を訪れています。宮川は「復命書」において「少年に対し徹底する訓練を施し将来の愛生園を背負うべき者を養成すべき」であり、「青少年を訓練するにも、病人とはいへある程度までは軍隊式を採用すべきである」と、内原の軍隊教育を愛生園教育に導入すべきと提案しています。[8]

子どもたちの一日は、「朝五時半（冬期は六時）に軍隊式ラッパが鳴って起床（湯沸かし当番は、冬でも四時半頃に起床）・寮での点呼を終えて、少年寮の中庭で東方（皇居）遙拝、黙祷、君が代斉唱のうちに日の丸掲揚、ラジオ体操、患者地帯を一周する『かけ足』、寮の内外清掃、朝食と続きます」（延《のぶ》和聰《かずとし》、二〇〇三）という規律と鍛錬のなかで始まります。[9]

昼には、年長者男子はもっぱら農作業、年長者女子は洗濯や看護作業に就き、学齢児童は学園での授業がありましたが、食糧難とともに農作業が中心となっていきました。

光田健輔《みつだけんすけ》（医学者。一八七四〜一九六四）園長は、「青少年団員は何と云っても病気が軽い。（中略）同病者を幸福にする様、土に親しむ鍬の戦士とし救癩戦線に働くべきである」と子どもたちを叱咤し、農作業に励ませました。学園と少年少女寮の裏に広がる「望ヶ丘」と呼ばれた斜面は、子どもたちの過酷な労働によって開墾されていきました。[10]

愛生園入所者の近藤宏一《こんどうこういち》さん（一九二六〜二〇〇九。小学校六年時に入所）は、当時の作業について次のように語っています（二〇〇五年十二月二十六日、聞き取り）。

「本来年長者しか従事しなかった農作業には、男の子も女の子も、年少者もすべての望ヶ丘の子どもたちが従事したのです。この時代、日用品のなかでも特に食料品が欠乏していました」

池内謙次郎さん（一九二八年生まれ、昭和十六年に十二歳で入所）は、「昭和十八年くらいから二十一年くらいまで」に学園の裏山付近を開墾した経験を次のように語っています（二〇〇五年九月二十一日、聞き取り）。

「戦争が激しくなって食糧がないから、五〇アールも開墾したんですよ、子どもが。木の根っこから伐採して。あんまり大きい根っこがあるところは避けてやったんだけど」

「ところが、子どもらは障害があっても、履き物はないし、手袋はないし。それから道具もないですね、スコップとモッコぐらいで。だからもう、手に傷ができてね。知覚マヒがあるから、傷つくって血が出て初めてわかるんですよ。それで手当てが遅れるわけ」

また、池内さんがハンセン病問題検証会議に提出した資料によると、このほかに子どもたちの戦時下の特別作業として、溜《た》め池工事、伐採《ばっさい》作業、松根製油《しょうこんせいゆ》作業、子供避難用防空壕掘り、田植え作業などが課されたということです。[11] 池内さんはこのうち伐採作業について、「全員奉仕により機関場まで運搬（往復約五キロメートル）は、子供には過酷な薪《まき》運搬奉仕作業であった」と記しています。

8　藤野豊『強制された健康・日本ファシズム下の生命と身体』かもがわ出版、二〇〇〇年、一八〇～一九三頁。
9　「ハンセン病をどう教えるか」編集委員会編『ハンセン病をどう教えるか』解放出版社、二〇〇三年、八二頁。
10　光田健輔「日本癩療養所の青少年団」『望ヶ丘の子供たち』一九四一年。
11　ハンセン病問題検証会議　第16回検証会議（於・長島愛生園）二〇〇四年四月二十一日　池内謙次郎氏聞き取りの際の参考資料（２）「戦時下の特別作業」。

【邑久光明園の状況】

邑久光明園も長島愛生園とほぼ同様の状況でした。崔南龍さん（一九三一年生まれ、十歳で入所）は、ハンセン病検証会議で戦時下の子どもたちの状況について次のような証言をしています。[12]

「私は双葉寮に入り、光明学園の四年生になりました。学校とはいえ、治療と農業実習で授業は余りなく、また、勉強が何の役に立つとの思いが先生にも生徒にもあり、戦争が激しくなると、もう勉強どころではありませんでした」

「裏の山を与えるから、それを開墾してつくったものはもう供出しなくていいと。それは全部子供たちで食べなさいということで、一反二畝《いったんにせ》ほどの山を、四五度ほどの傾斜のある山をもらいまして、それをせっせと開墾して、それでジャガイモとか、サツマイモとか、カボチャとかをつくって、飢えをしのいでいたんです」

崔さんからは、少年時代についてもう少し詳しく状況を聞くことができました（二〇〇六年九月十七日、聞き取り）。まず、「朝起きてから子どもたちが毎朝すること」を確認しましたが、それによると次のような順でした。

「一．部屋掃除、二．朝礼　寮父が号令をかけて整列　話を聴く　三．神社まで進軍ラッパで全員で行進する　四．神社で参拝　五．皇居遙拝　六．戦地の兵隊さんの武運長久《ぶうんちょうきゅう》を祈る　七．神社から進軍ラッパで行進しながら少年舎に戻る」

勉強と作業の比重については、「勉強は『シンガポールの陥落』（一九四二年二月）あたりでほとんど終わった。終戦の一年前くらいからは勉強はやっていないと思う。やってたのは、農業実習と防空壕掘りばかり」ということでした。崔さんはこの時代を振り返り、「懐かしいとは思わないが、よくやったなと思う。都会育ちだったのに、農業を覚えることができた。頭の勉強ではなしに、生きていくための百姓の技を身につけた」と語っています。

――以上の事例のように、太平洋戦争開戦以後の各療養所では、もはや学園教育は成立が困難になりました。子どもたちは過酷な作業から生きる技術を身につけ、厳しい錬成・鍛錬から忠君愛国の〝銃後を守る〟少年へと成長しなければなりませんでした。

12　ハンセン病問題検証会議　第10回検証会議（於・邑久光明園）二〇〇三年六月二十四日　崔南龍氏からの聞き取り調査。

【二】療養所の子どもたちの「戦死」

戦時下の癩療養所で多くの子どもたちが〝命〟を失っていったことも忘れてはなりません。子どもたちは戦争の拡大とともに、極端な栄養失調、貧困な医療・衛生環境の中におかれ、さらなる受難の時期を迎えました。

1 戦時下の療養所での死因

食糧不足による栄養失調で日本中が困窮した時代ですが、癩療養所においてはさらに切迫した状況であったことは、多くの証言や各園の太平洋戦時中の入所者死亡数の激増などからも明らかです。

そして、その「死因」はほとんどがハンセン病ではありません。多磨全生園における昭和十四〜十九年の死者のうち、「らい」が死因であるのは一・五パーセント、昭和十九〜二十三年では〇・六パーセントに過ぎません。[13] この数字は全入所者数をもとにした割合でなく、全死者数をもとにした割合です。同じく長島愛生園の昭和六〜二十三年においては、死因が「癩性衰弱」だった割合は全死者数をもとにして二・五パーセントです。ハンセン病について「不治の病」「致死的な病」という思いこみが強い人にとっては意外に思われる数字ではないでしょうか。

つまり、戦時下での死は、栄養失調、衛生環境の劣悪さからくる「本病」(ハンセン病)以外の疾病と衰弱によるものでした。療養所内の状況は「戦禍《せんか》」そのものであり、重労働と栄養失調にもとづく死は「戦死」といってもよいでしょう。

多磨全生園自治会編『俱会一処　患者が綴る七十年』は、戦時下の過酷な生活が子どもたちの命すら奪ったことを次のように伝えています。

「昭和十年前後に低学年であった子供たち、無邪気に上の命令に従順だった子どもたちは、ほとんどみな、青年期に入らず死んでしまった」

多磨全生園で子ども時代を過ごした冬敏之さんも、次のように証言しています。[14]

「戦中戦後の食糧や物資不足は、子どもたちにも多くの悲惨さをもたらした。蛇《へび》・鼠《ねずみ》・蛙《かえる》・蝉《せみ》までも食べた記憶がある。学園にいた多くの子どもたちが栄養失調から体調を崩し死亡した」

もちろん、他の療養所の食糧事情も同じ状況でした。たとえば星塚敬愛園のOさんは、戦時中の同園の「食料事情は本当に貧しかった」として、次のようなエピソードを語ってくれました（二〇〇五年九月二十三日、聞き取り）。

ある日、Oさんと同じ青年舎にいたNさんの父が訪問しました。Nさんの父は息子たちの食事を見ると、「こんな貧しいもの食わせて……。うちの長男をこんなところで死なせられん。おれは自分のうちで腹一杯食わせてから死なせる」といって、毅然としてNさんを「脱走」させて家に連れ帰ったそうです。また

Oさんは、青年寮の多くの療友が栄養失調のため「鳥目」*であったことを証言しています。

*鳥目　とりめ。夜盲症。明るいところから暗いところへ移ると、初めは物がはっきり見えないが次第に見えるようになる。これを「暗順応」といい、この暗順応が不能、あるいは遅延する状態を「夜盲症」（鳥目）という。先天性と後天性があり、後天性はビタミンA欠乏による。

13　自治会企画編集委員会『多磨　創立九〇周年記念特集』一九九九年十月号　表5　主要死因別死亡数及び割合（%）年次推移。

14　シンポジウム『ハンセン病療養所における子どもの生活・教育・人権の歴史――国立多磨全生園を中心に――』（一九九九年）での冬氏の発言、文責・清水寛。

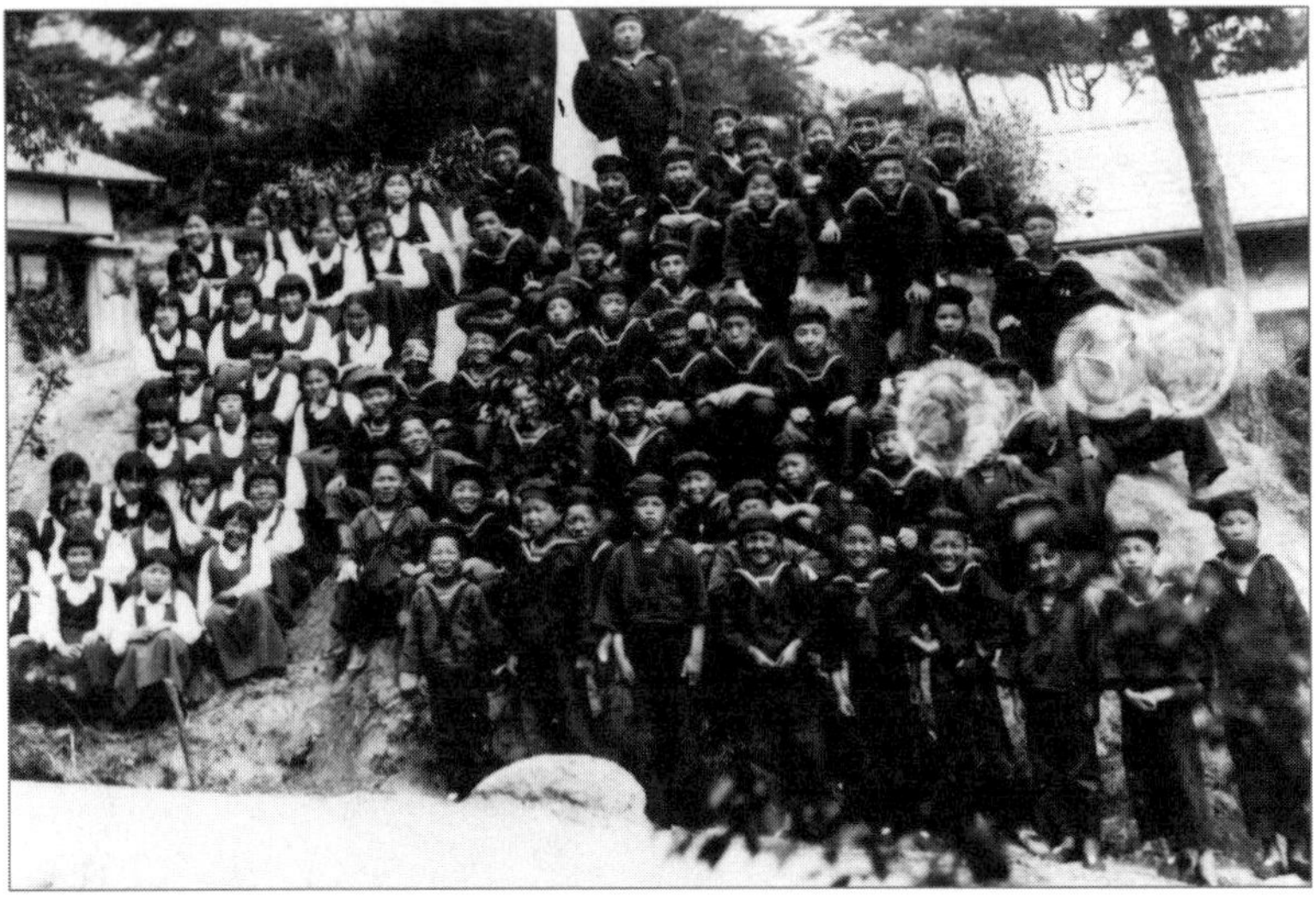

長島愛生園の子どもたち（1940 年頃）

1940 年（昭和 15）頃の長島愛生園・望ヶ丘には、こんなにたくさんの子どもたちがいた。愛生学園で学んだ近藤宏一さんによれば、「子どもたちが昭和 16 年頃からばたばた死んでいった」という過酷な状況であり、約 3 割が大人になれずに亡くなったという。笑顔で写真に納まるこの中の何人もが命を奪われた。（ハンセン病資料館提供）

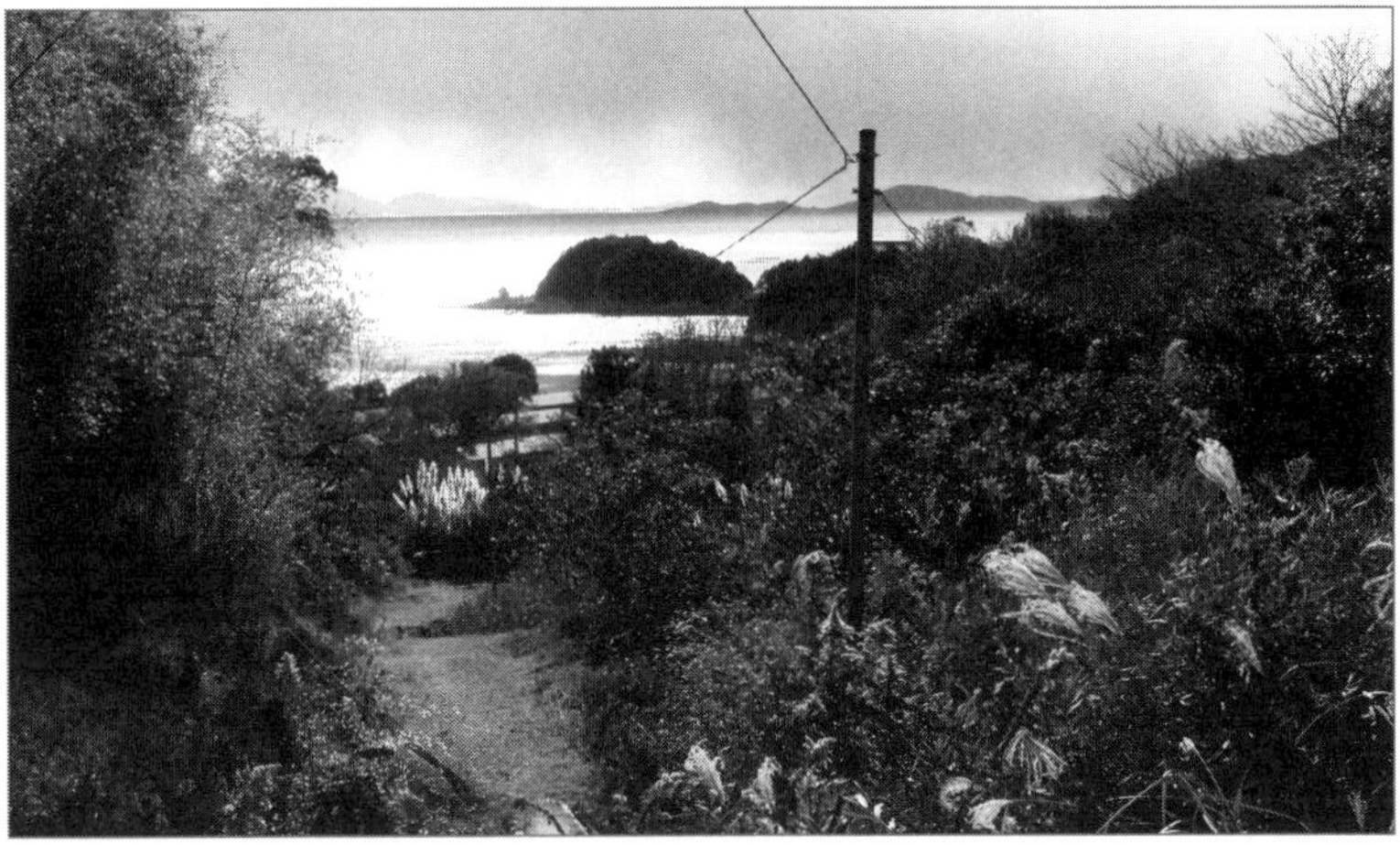

現在の望ヶ丘

戦時下の愛生園の子どもたちは、学園の裏山付近（望ヶ丘）をおよそ 50 アール開墾した。子どもたちは栄養失調状態の中で、まともな道具も与えられず過酷な労働を強いられた。写真は、現在の望ヶ丘からの眺望。（筆者撮影：2005 年 12 月）

② 長島愛生園における子どもたちの「戦死」

長島愛生園の死亡率（入所者数のうち死亡者数の割合）は、戦争の時代に年々高くなり、終戦の一九四五年（昭和二十）には約二二パーセント（実死亡者数三三二人）にも増えています。[15]子どもたちも栄養不足にもかかわらず、重労働が課せられ、生活はいっそう過酷になり、命すら奪われるようになりました。

池内謙次郎さんはハンセン病検証会議で、次のように証言しています。

「雪の降る日も真夏の暑い日も、元気な者も、障害を持った子供も開墾を行なった。戦中戦後の深刻な食料不足の中で、栄養失調や重労働、医薬品の不足などで満足な医療も受けられないまま、尊い命をたくさん失った。朝から夜まで、先輩、療友を火葬する煙は絶えることがなかった。まるで生き地獄を見るような非常に厳しい療養生活のことは、一生忘れることはできない」

近藤宏一さんによれば、戦時下は「子どもたちが昭和十六年ごろからバタバタ死んでいった」という状況でした。近藤さんは「赤痢」で亡くなっていった友の最期を看取った経験を、悲しみと怒りの感情を込めて次のように語ってくれました（二〇〇六年十二月二十六日、聞き取り）。

「わたしは、少年舎でいっしょに過ごしたおさなともだちの看病もしました。Sちゃんが、やせおとろえた体で、わたしに合図をするので、便器を直接おしりの下に差し込んでやりました。彼の排泄は赤痢の末期症状である血便でした。病棟は断水状態でしたので、溜水を持ってきて、やせ細ったSちゃんの体を拭きました。わたしが部屋から出て行こうとすると、彼が右手を動かして何か合図をするんです。近寄ってみるとぜいぜい言っている。自力で痰が切れないんですね。『ありがとう』と言っているようにも聞こえました。それから、明け方五時くらいに彼はもう、この世の人でなくなっていました。彼はいったい何のためにこの世に生まれてきたのでしょうか。もう約六十年ほど前の出来事ですが、亡くなったSちゃんは、たった十五年間しか生きられなかったんです」

近藤さんによれば、「望ケ丘」で生活した子どもたちの約一四〇～一五〇名のうち、約半数が大人になってもそのまま園に残り、約二割の人々は社会復帰したそうです。そして、あとの約三割が大人になれずに死んでしまった子どもたちです。

――前述したように、癩療養所であっても死因は「癩《らい》」ではないことがほとんどでした。栄養・衛生面が療養所に値する環境であれば子どもたちが死ぬことはなかったはずです。亡くなった子どもたちはたんなる「病死」ではなく、「戦死」といってよいでしょう。

15　ハンセン病問題検証会議　第十六回検証会議（於・長島愛生園）二〇〇四年四月二十一日　池内謙次郎氏聞き取りの際の参考資料（5）「昭和十一～昭和二十二年　定員・実員・超過人員・死亡者数・他」％数は筆者が算出。

3 沖縄の療養所における子どもたちの「戦死」

沖縄県には本島に沖縄愛楽《あいらく》園があり、宮古島に宮古南静《なんせい》園があります。この二園の戦争被害は甚大であり、命を奪われた入所者も数多くいます。

資料　沖縄愛楽園の1945年各月別死亡者実数

1945年／月	1	2	3	4	5	6	7	8	9	10	11	12
死亡者数	19	18	21	36	47	43	23	17	11	6	8	3

沖縄愛楽園自治会編『命ひたすら　療養50年史』124頁をもとに作成

清水寛によれば、一九四五年（昭和二十）の入所者の死亡率は、沖縄愛楽園が三八・四パーセント（六五七名のうち二五二名死亡）、宮古南静園が七八・四パーセント（一三九名のうち一〇九名死亡）という、きわめて高い数値となっています[16]（筆者注・宮古南静園は離園者の多さから死亡率が特に高くなったと推定される）。

沖縄療養所の戦時下の状況は、日本軍による在宅ハンセン病患者の「強制収容」と「沖縄戦」全体に触れなければ不十分ですが、子どもたちにも及んだ被害の甚大さについて二園の状況を紹介します。

16　清水寛「第2次世界大戦と障害者（1）——太平洋戦争下の精神障害者・ハンセン病者の生存と人権」、一九九〇年。

【沖縄愛楽園の状況】（【資料】参照）

沖縄愛楽園自治会誌『命ひたすら　療養五十年史』によれば、初めての空襲は一九四四年（昭和十九）十月十日でした[17]。この空襲により施設のほとんどが破壊されるという壊滅的状況となりましたが、子どもたちの命を救ったのは、青年入所者が昼夜兼行で掘ってつくった避難壕でした。避難壕の子どもたちの生活については、同誌は「失禁する子もいた。ねずみに咬まれる子もいた。食事は握り飯一個で、誰もが腹を空かし、急性結節で発熱する子や神経痛を訴える子もいた」と記しています。

一九四五年（昭和二十）になると、たび重なる空襲によって園の施設はほとんど破壊され、避難壕生活は食糧難、衛生環境の悪化から、いっそう過酷となりました。学園の患者教師であった宮城兼尚《けんしょう》さん（旧制中学を卒業後一九三八年に入所）は、教え子たちに「いざとなって死ななければいけない時は、先生はあなたたちを苦しませないで殺せる青酸カリを持っているから安心しなさい」と声をかけていたそうです。[18]

同年（一九四五年）四月二十三日、米兵がついに愛楽園内に突入しました。ところが、ここがハンセン病療養所だとわかると、攻撃をいっさいやめ、入所者を壕生活から「解放」しました。しかし、そのあとにも少年二人が栄養失調と肺結核で死亡しました。

17　沖縄愛楽園自治会編『命ひたすら　療養50年史』一九八九年、一三〇～一三三頁。
18　清水寛「日本ハンセン病児問題史研究［Ⅱ］―聴き書き：国立療養所沖縄愛楽園における宮城兼尚氏の『患者補助教師』としての歩み（1）―」一九九九年。

【宮古南静園の状況】

宮古南静園入園者自治会編『創立七十周年記念誌』によると、南静園が壊滅状態におちいったのは、一九四五年（昭和二十）三月二十六日の二度目の空襲からです。職員は「入園者を庇護する立場でありながらその任務を放棄して雲隠れし、戦時中は〝職員不在〟と云う他の療園にない事態となったため、医療面は完全に麻痺状態となり、その事が戦時中の死亡率を著しく高めた大きな原因の一つともなった」といいます。激しい空襲を受けて全焼した沖縄愛楽園の看護婦長らが患者と生死を共にするために同じ防空壕に避難していたのとは、あまりにも対称的な職場放棄でした。

行き場を失った入所者たちは付近の海岸の洞窟（ガマ）などで雨露《あめつゆ》をしのぎ、空襲や機銃掃射の恐怖におののきながら不自由な体で自給自足の生活を強いられました。入所者たちは終戦後の九月になっても戦争が終わったことを知らされず、洞窟生活を続けました。栄養失調や赤痢などによる死亡者数は、一年で一〇〇人以上[19]にもなり、そのなかには多くの子どもたちも含まれています。

証言集『戦争を乗り越えて――宮古南静園からの証言』からその状況を紹介します[20]。

「頭の上で地響きをする飛行機の音、そして、壕の上のアダン（阿檀）の木が燃え、その熱気と風にあおられた炎が壕の中に入ってきて生きた心地がせず、まるで生き地獄のようでした。（中略）八月十五日に敗戦を迎え、九月の初め頃になって私が園に復帰した時には、少年舎にいた十何名かの寮友は全滅で、生きていたのは私ただ一人でした」（夢莫さん）

「餓死して死んだ子どもたちもここにはいるんですよね、これが私には今でも一番忘れられない。戦争中だったとはいえ、今だったら勉強しながら治すという軽い病気の子どもたちがここに来て飢えて死んだんですね」（松本利吉さん）

「壕には、一緒にいた子ども……城辺《ぐすくべ》の子が亡くなって、その後に校長先生が亡くなって……。栄養失調でしょうね。（中略）八月十五日に終戦になっていたことは知りませんでした。私たちがヌストゥヌヤー（壕）から降りてきたのは、九月に入ってからでした。壕から降りて、砂浜のところで小屋をつくりました。その小屋でもう一人の子も死にました。栄養失調でした」（下地玄麓《しもじげんろく》さん）

洞窟（ガマ）の中で栄養失調から〝友だちの死〟を見送った経験をもつ野原忠雄さん（一九三四年生まれ）は、わたしをそのガマに案内し、次のように語ってくれました（二〇〇六年五月二十六日、聞き取り）。

「おなかがパンパン腫れたら大変さ。もうすぐ死ぬよ」

——問い「友だちもそうなったのですか?」

「なったね。ぼくもなったよ。何も食べないのにおなかが腫れて腫れて、ちんちんが見えなくなった」

19　清水寛は一九四五年宮古南静園の死亡率を七八・四%(一三九名のうち一〇九名死亡)としているが、『戦争を乗り越えて　―宮古南静園からの証言』によれば、「四〇〇人あまりの患者のうち一一〇人」が死亡したと書かれている。

20　みやこ・あんなの会編『戦争を乗り越えて――宮古南静園からの証言』二〇〇〇年。

第三章　療養所に子どもを送った教師たち
——戦前・戦中期における教育界の加害責任

癩は（中略）、確實《じつ》に奏功する治療薬は發見されていない。
故に其の豫《よ》防法を勵《れい》行して新患者の發生を防ぎ、
幾年かの後に其の絶滅を期するしかない。
其の豫防法の中最も確實で有効なものは
病人を隔離することである。

尋常小學修身書・第五年　第六・七課「衞生」教師用書

【一】加害者としての教師

本章では、戦前・戦中期に教師が教え子のハンセン病の子どもにとった態度を多数の事例からみていきます。そして、一般の学校教育のなかで、教師がハンセン病隔離収容政策に果たした役割とその背景を検討します。

1 発病した子どもに対する学校での「いじめ」

ハンセン病の子どもへの差別は、一般の学校においては〝いじめ〟というかたちで現れました。ハンセン病の発病がわかった児童、手指や顔などの症状から発病が噂された子ども、あるいは親や兄弟が発病している子どもたちの多くは、学校で〝いじめ〟の対象となりました。その仕打ちは残虐な場合が多く、ハンセン病の子どもの終生消えない〝心の傷〟となりました。

典型的な被害として、多磨全生園の小林伊津子さんの事例が挙げられます。[1] 時期は小林さんの母が自殺した昭和十三年初夏より少し前のことです。

「ある朝、教室に入ると、ひとかたまりになって、ひそひそ話していたクラスの人たちが、私の姿をみると、さっとはなれて、私を避けるようにして自席にもどっていった。あからさまに眉をひそめて窓からツバを吐きだす者さえいた。それから後の教室内は、文字どおり、私にとっては針のムシロにもひとしかった。掃除のときなど、私の使うバケツには誰も寄りつかず、二つきりない一方のバケツで、わざと行列をつくって順に雑巾を濯《すす》ぐのだった。体操の時間になると、何かのゲームで、手をつなぐ時など、私とぶつかると、みんな一様に手をひっこめてしまい、うっかり指先でもふれようものなら、急いでふりはらい服の裾にこすりつけるのだった」

「どんなことをされても、私は、人前で涙を見せるようなことはしなかった。けれどもあの朝ばかりは、とうとうがまんができなかった。いつものように登校した私は、自分の席までの通路に、誰もいなければよいがなあ、と思いつつ、おそるおそる教室の扉を開けると二、三人かたまって何かをのぞきこんでいた中の一人が気づいて、声をひそめて、『お通り、お通りだよ!』と、みんなに告げながら、さっととびのきざま、いきなり私の顔めがけて、ペッ!とツバを吐きかけた。思わず顔をそむけたが、すでにおそく、左の頬に冷たい唾液が、べっとりついてしまった。あまりのことにものもいわず、こみあげるくやしさをこらえて、夢中で外へとびだしてしまった。講堂の裏へ逃げこんだ私は、朝礼のはじまるベルの音を聞きながら、いつまでも泣きじゃくっていた。それ以来、私のゆく所、誰かが一声、『お通り!』と発すると、たちどころに左右にとびのいて、さながらお姫様のお通りでもあるかのように道が開けるのだった」

このいじめ体験の酷《ひど》さと歴然さからすると、担任教師が小林さんへの〝いじめ〟に気づかなかったはずがありません。教師はハンセン病の子どもに対するいじめを止めることができなかったし、いじめに加担することすらありました。聞き取り調査のなかでも、学校でのいじめ体験をしばしば聞きました。たとえば長島愛生園の池内謙次郎さんは、教室での〝いじめ〟について次のように語っています（二〇〇五年九月二十一日、聞き取り）。

「名前はいまでも忘れはしない、Kという先生で、まだ若かったです。だんだんいじめがひどくなったんだけど……。わたしがまわりからいじめられとってね、授業中に。でも、黒板に向かって字を書いて、もういっさいこちらを振り返らない。わかっとっても」

邑久光明園のOさん（女性、一九四五年に十三歳で入所）の場合は、姉が発病していたせいで、自分が発病する前から〝いじめ〟の対象となりました。昼食（弁当）の時間には学校からお茶が出されましたが、Oさんだけには出されませんでした。そして、トイレにも入れてもらえなかったため、Oさんはどうしても我慢できなくなると学校を抜けて桑畑の中で用を済ませたそうです。しかし担任は「見て見ぬふり」をするばかりで、注意もしませんでした。〝いじめ〟というよりは、教師を含めての激しい「差別」「排除」です。このような状況で親しい友だちは一人もできず、Oさんは光明園に入所したときには〝ホッ〟としたそうです（二〇〇六年九月十八日、聞き取り）。

1　堀田善衛・永岡智郎編『深い淵から』「かきつばた」、新評論社、一九五六年、三〜一五頁。

② 発病した教え子に歩み寄らなかった教師

就学中の子どもの通学（学習権）が発病によってどう変化したのかについては、ハンセン病問題検証会議で詳しく調査されました。[2] 回答総数七五四例のうち、発病時に就学中だった例は、全体の四七・五パーセント（三五四人）を占めます。このうち、すぐに通学中止となった例が三一・〇パーセント（一〇八人）、しばらく通学できたがのちに通学中止となった例が一七・五パーセント（六一人）、入所まで通学できた例が一六・七パーセント（五八人）であり、計六五・二パーセントの子どもたちが学校に通うことを断念せざるをえず、卒業できた例は一八・四パーセント（六四人）に過ぎませんでした。

病のため、やむなく学業を断念せざるを得ない教え子に対し、教師ならば最大限の励ましと支援をするのが古今を問わず当然のはずです。ところが、ハンセン病問題検証会議での聞き取り調査では、教師が発病した子ども対して「冷徹な態度」を示した事例ばかりが報告されています。

「学校の先生に明日から来なくていいと言われ、つらい思いをした。（通学は続けたが）同級生からイジメにあい、つらい思いをした」（一九四三年入所、男性）

「校長が（村の医師から）私の病状を聞いたらしく、それまで同級生と隣同士で座っていたのに突然、自分ひとりだけみなから避けるように座らせられました。二学期になると校長から両親に話があるので学校に来るよう伝えてくださいといわれたが、意地でも伝えませんでした。校長が学校を辞めさせるために両親に話をすると感じていたし、何よりも母親を泣かすと思い、言えなかった。学校で受けた差別により、自分で持っていたナイフで何度も腹を割って死のうと思いました。しかし、死んでしまったら両親が悲しむと思い、死ねませんでした。……高等科一年のとき、同級生の一人が私を乞食《こじき》扱いして唾《つば》をかけたことは今でも忘れることはできません」（一九三五年入所、男性）

「尋常小学校に行っていたが、先生の眼がちがっていた。皆と離れてブランコをしたり、図書館とかですごした。母に言ったら、学校を辞める手続きをしてくれた」（一九四二年入所、女性）

ハンセン病の子どもだった回復者の多くの半生記や手記をみても、教師が入所した教え子と連絡を保ち、教え子の心的外傷を支えようとした例は寡聞《かぶん》にして知りません。

わたしの聞き取り調査では、小中高校時代に発病し、隔離されることになった子ども（聞き取り対象者）に対して、担任教師や校長らがどのような働きかけをしたかを必ず尋ねています。これまで、子ども時代について聞き取りをした四〇名以上のうちで、教師が療養所を訪問して教え子を励ました例はありません（教護院の保護司が来てくれた事例のみありました）。

星塚敬愛園のSさんは、保健所職員に連れられて療養所に向かう際に、担任が見送りに来てくれただけのことが「心の支えになった」と語ってくれました。しかし、その先生はSさんを積極的に励ましたわけでもありません。別れ際も「なーんにも言わなかった」し、後ろのほうで見送っただけで、その後も「手紙ひとつくれたわけでもない」そうです。しかし「それ（見送りにきてくれたこと）が忘れられないんです」、「ありがたいですよ」という思いがいまもあるといいます（二〇〇五年九月二十三日、聞き取り）。

――Sさんの事例は「らい」を発病した教え子に対し、多くの教師が何のケアもせず、見捨てることが

〝あたり前〟であったことを示しています。見送りに来ただけの担任教師にいまも感謝の気持ちを持つというSさんの言葉を聞いて、わたしは複雑な気持ちになりました。

2 『ハンセン病問題に関する被害実態調査報告書』（二〇〇五）国立療養所入所者を対象とした調査（第一部）入所前の発病にともなう被害。

③ 定期健康診断・身体検査等による「らい」の子どもの発見と収容

【学校の身体検査による発見・通報・登校停止・収容】

学校の定期健康診断・身体検査で発病を発見・通報され、療養所入所に至った例はしばしばあります。一九三五年（昭和十）発行の『公衆衛生』（53巻3号）には、「昭和九年中縣下各小学校の定期健康診断を利用して感染児童及容疑者の発見に注意せしめた結果、感染児六名を発見し夫々療養所に入所せしめ」という記述があります。[3] 学校の定期健康診断・身体検査がハンセン病の子どもの発見と療養所収容のための機関であったことを示す資料です。

これに対し、森安佐和子（一九九九）は、とくに「容疑者」という言葉の使われ方に着目し、収容する側には「子ども観の欠如と病気理解の無理解」があったことを指摘しています。この収容する側とは、衛生行政を中心とした隔離収容システムの中にいる人々のことであり、学校の教師も収容する側の一員であったといえます。

多磨全生園の堤良蔵《つつみりょうぞう》さん（一九三〇年生まれ）は国賠訴訟東京地裁での口頭弁論において、「私が小学校三年生の時、昭和十五年ですが、学校で全校生の身体検査がありまして、その翌日『もう明日から学校へ来なくて良いから』と申し渡されました」と述べています。[4]

その事情について、堤さんから詳しく聞くことができました（二〇〇六年五月三日、聞き取り）。堤さんは身体検査で校医から「癩（らい）」を発病した可能性があることを指摘され、まもなく専門医が来校して診察を受けたそうです。そして翌日、担任教師から「明日から学校に来なくてよい」といわれたのですが、じつはこの言葉は学級の同級生全員の前でいわれたそうです。この教師の言葉について堤さんは、「決して忘れられないね」「先生をうらみましたよ、そりゃしばらくは」と、痛恨の思いを吐露しています。

病でとつぜん「退学」とされ、不安と孤独に襲われた堤さんに対し、教師は何の働きかけ（心理的ケア）もしませんでした。「まったくプツンと切れちゃったから……。（先生から）励ましとかそういうのはなかったですよ。もうまったく。別世界に放り込まれたみたいな感じでね」と、堤さんは振り返っています。

多磨全生園のFさんも一九四三年（昭和十八）に、「十二歳のとき、学校の身体検査で『らい』と告知される。まわりには、ともだちが、先生がいた」[5]という状況でした。

――「らい」への誤解と偏見差別が激しい時代に、このような個人情報が教師や医師によって、あえて人前で告知された事例があったことに驚かざるをえません。

3　清水寛編　埼玉大障害児教育史ゼミナール著『ハンセン病療養所における子どもたちの生活・教育・人権の歴史と未来への教訓――国立療養所多磨全生園を中心に――』一九九九年「第一部多磨全生園における隔離政策下の患者の生活・意識」第三節「子どもと戦争」（森安佐和子担当）より。

4　一九九九年　東京地方裁判所第三回口頭弁論　（村上絢子・記）。

5　坂田勝彦『近代日本におけるハンセン病隔離「問題」の歴史社会学：衛生――〈社会〉――国家という視座から』二〇〇五年。

【担任教師による発見・通報・登校停止・収容】

宮古南静園の与那覇《よなは》次郎さん（一九一八年生まれ）は、担任教師に「癩（らい）」を疑われて「知覚検査」をされたすえに、退学となりました。[6]

「学校で女の担任の先生に鉛筆でほほを突かれ、何本で突いているか、という質問をされました。私のほほに斑紋《はんもん》が出ていたからだと思います。このときは、たまたまかもしれませんが、質問にきちんと答えられ、そのまま学校に行くことができました。しかし、小学校五年のとき、突然担任の先生から、『病気を治してから学校には来なさい』と学校から追い返され、退学させられました。私は突然のことに納得がいかなかったため、おじさんに頼んで学校に理由を聞いてもらったところ、やはり、らい病が原因だということでありました」

――担任教師が与那覇さんの〝斑紋〟が出ている頬を鉛筆で突いたというのは、ハンセン病の症状の一つである知覚麻痺を素人なりに検査したということです。

6　ハンセン病問題検証会議　第24回検証会議（国立療養所宮古南静園）での証言、二〇〇四年十一月十七日。

【外部での検診から学校への通報・登校停止・収容】

長島愛生園の宇佐美治さん（一九二六年生まれ）の場合は、外部の病院での検査で発病がわかり、学校に連絡されて登校を拒否された事例です（二〇〇五年九月二十日、聞き取り）。

宇佐美さんは「十二歳で発病し、学校から追放されて、家も学校も消毒された」そうです。具体的には「小学六年生で学校を追放されて。……（症状が）ほっぺたに出とった。それから地元の町医者へ行っとってね、それでN大学病院に行ったもんだから、学校に通報されて、大騒動。それが六年生のとき。それでT市におれんし、名古屋へ」という状況でした。[7]

――この事例からは、学校・保健所・病院などの連携によって、「公衆衛生」策としての「癩対策」が確立されていたことがうかがえます。

7　愛知県編『ハンセン病と共に・偏見差別のない愛知を目指して』二〇〇四年。

【「検診行」への学校の協力】

さらに地域・学校とハンセン病療養所（療養所医官）、衛生行政（保健所）、警察が連携しての「検診行」も各地で実施されました。[8]

「（療養所の）園長、看護婦、警察とで学校にいる時に検診にきた。家の者（おじさん、おばさん）は病気のことは知れ渡ったから、学校へは行かなくてもよいと言われた」（一九四四年入所、男性）

「療養所の医官をしていた医者が注射に来て、ひとつの部落（の検診を）した後から『学校にくるな』と言われた。通知があったのではないですかね？（中略）学校に入ったら、先生から『道具をつつんで前に出て来なさい』、『みんなにサヨウナラ言いなさい』ということがあって、これで学校は最後。

小学校五年の二学期に入る前だった」（一九四一年入所、男性）

このような地域と学校が一体となって、専門の医師を迎える「検診行」については、長島愛生園医官であった小川正子の手記[9]『小島の春』[10]に詳しく記されています。

瀬戸内の小島での「児童検診」は、一九三六年（昭和十一）に実施されています。小川に同行したのは県庁衛生課の職員と所轄警察署の衛生主任であり、愛生園へ「検診行」の打診をしたのはハンセン病の子どもが通う小学校の校長でした。校長は、この島の人々がハンセン病者と「平気で交際もすれば患者の子と親しい子供たちはその家に出入りする」と、小川に訴えています。それに対して小川は、「まず村民に浄化の思想を吹き込み理解させたうえでないと、検診も収容も難しい」と考え、救癩宣伝の映画や「愛生ニュース」のフィルムを持参し、親子を対象に校庭で活動写真会と衛生講話を実施しました。

小川は人々を啓蒙したあとに、学校で児童検診をし、患家訪問と部落検診を行ないました。児童検診の際には、部落の主だった人とともに、学校の教師が「一人一人目の前に来る子の血族的の癩者の有無」などの情報を小川に伝えました。

一九四〇年（昭和十五）製作の映画『小島の春』[11]でも、学校での「集団検診」の場面が描かれています。当時「ヒューマニズムの極致」と賞賛された同映画ですが、現在では無癩県運動の〝宣伝映画〟という批判も多く、菊池恵楓園自治会長（当時）の太田明さんは「療養所のひどい実態を隠し、患者収容を『愛の行為』として正当化している」（二〇〇二年六月二十一日、熊本日日新聞）と指摘しています。

8　ハンセン病問題に関する被害実態調査報告書　国立療養所入所者を対象とした調査（第1部）　1入所前の発病にともなう被害。

9　一九〇二年（明治三十五）山梨県生まれ。一九三二年（昭和七）から一九四一年（昭和十六）まで長島愛生園に医官として勤務する。一九四三年（昭和十八）肺結核で死去。

10　小川正子『小島の春――ある女医の手記――』長崎出版、一九三八年。

11　豊田四郎監督『小島の春』東宝映画、一九四〇年。同年キネマ旬報ベストワンに選出。

【二】なぜ教師は療養所に子どもを進んで送ったのか

――子どもを療養所に送った教師の背景

数々の事例にみられたように、発病した（しそうな）教え子に対しての教師の冷淡さと無慈悲さは、教師が多くの日本人と同様に「らい」を忌《い》み嫌い、らいを患う人を〝人〟としてみなかったことによります。しかも教師は何もしなかっただけではなく、むしろ積極的に学校の定期健康診断・身体検査などで「らい」を発病した子を発見し、通報しました。

「らい」の問題にかぎらず、「教師は国策に従順であった」という一般論だけでは、当時の教師がハンセン病の子どもに向けた冷淡さ・無慈悲さは理解できません。なぜ、教師は教え子を療養所に送ることを逡巡せず、その後も子どもたちの心をケアし、支援しようとしなかったのでしょうか。いったい、どのような「国策」が教師の背景にあったのか、資料（史料）をもとに考えていきます。

1 癩予防に関する件・癩予防法

【癩予防ニ関スル件（旧癩予防法）・訓令】

一九〇七年（明治四十）制定の「癩予防ニ関スル件」では、その第二条で、「癩患者」の家の消毒が規定されていますが、学校については書かれていません。しかし、同法にもとづいて一九〇九年（明治四十二）に出された「癩に関する消毒其の他の予防方法」（内務省訓令第45号）には、消毒場所の例として「学校、病院、製造所、旅店、船舶」が挙げられ、学校での隔離予防も明示されました。[12]

実際に「癩（らい）」を発病した子どもの学校・教室を消毒した例もあります。[13]

「学校で、急に自分以外の子供は運動場に出され、自分だけが教室に残された。すると、サーズ（SARS）[14]の時の映像のような格好、上から下まで防護服を着て、マスクをして、背中に（消毒）タンクを背負ったような格好をした人たちが入ってきた」（一九四〇年入所、女性）

12 清水勝嘉編『昭和戦前期日本公衆衛生史』不二出版、一九九一年。
13 ハンセン病問題に関する被害実態調査報告書 国立療養所入所者を対象とした調査（第1部）1 入所前の発病にともなう被害。
14 SARSウィルスによる感染症。二〇〇二〜二〇〇三年に中国などで感染が拡大した。

【癩予防法】

一九三一年（昭和六）に「癩予防ニ関スル件」が大幅に改まり、法律名も「癩予防法」と変わりました。

主な「改正」点は、それまでの「療養ノ途ヲ有セス且《かつ》救護者ナキモノ」という隔離収容の条件が削除され、隔離収容の対象が浮浪患者だけでなく、すべての患者となったことです。発病する年代は子どもや未成年に多かったため、学校は「病毒伝播ノ虞《おそれ》アル患者」を発見・通報する場としてより重要になりました。

この癩予防法は「満州事変」と同じく一九三一年に制定され、十五年続くアジア・太平洋戦争の直前に成立しました。戦時下の教育は、一方で「富国強兵」を支える心身ともに優れた国民養成を目指し、もう一方で戦力たり得ない弱者・障がい者を排除したといえます。

② 学校身体検査の歴史

本項では、学校の身体検査に求められた意味を「身体検査」の歴史から考えてみます。

文部省は一八九七年（明治三十）の「訓令」によって、学校における身体検査の実施を初めて規定しました。その主旨は「学生生徒ノ身体ヲ検査シ其《その》発育及《および》健康ノ状態ヲ知悉《ちしつ》スル」ことです。ついで一九〇〇年（明治三十三）の「省令」によって、全国の市町村立の学校の「身体検査」の実施が義務づけられました。こうして教師は、身体検査によって児童生徒の身体を「知悉《ちしつ》スル」（悉《ことごと》く知ること）ことが求められるようになりました。

一九二〇年（大正九）には、身体検査規程の大幅な見直しが図られ、「発育概評」「栄養」「監察ノ要否」の三つの項目が新しく付け加えられました。とりわけ「監察ノ要否」については、「検査ノ結果身心ノ健康状態不良ニシテ学校衛生上特ニ継続的ニ監察ヲ要スト認ムル者ヲ『要』トシ記入スルモノトス」[15]（傍線筆者）とされました。つまり教師は、病気や身体障がいをもった児童生徒について、「学校衛生」のために「監察」するかどうかの判断を求められるようになったのです。

一九三七年（昭和十二）に出された「身体検査令」の第七条では、「本人並保護者ニ治療矯正等ノ注意ヲ喚起スルト同時ニ適切ナル治療処置ヲ講セシムル様力《つと》ムルコトヲ以《もっ》テ原則トスル」（傍線筆者）とされました。これにより教師は、身体検査で児童生徒の身体上の問題を見つけたならば、本人と保護者に対し、「適切ナル治療処置」を強く求めることとなりました。

この背景には、壮丁《そうてい》（壮年の男子）徴兵検査の成績の低下に現れた「国民体位の低下」の危機の問題があります。山本拓司（一九九九）は、「生徒の身体が、単なる学生生徒ではなく、積極的に第二の国民としての身体、あるいは女子であれば銃後を守る身体、男子なら兵士の身体として捉え直される」ようになったと、〈学校衛生思想〉の変転を指摘しています。[16]

ついに学校身体検査と壮丁徴兵検査が〝同一の目的〟に位置づけられるようになったといえます。したがって、学校身体検査も「健民」としてふさわしくない疾病の発見にいっそう重点が置かれることになり、「癩（らい）」の発見もいっそう教師に求められるようになりました。

ある入所者（一九四一年入所、男性）は、学校と地域の二度の検査で「癩の発見」が徹底されていた事例、学校身体検査での「教師の役割」を示す事例を証言しています。[17]

「一学期になれば、学校の校医による検診がある。それではなんともなかったけど。そのあとで、部落全体の親も兄弟も一緒に検診を受けるというやり方をしていた。学校としては兄弟、あるいは親とか関係のある人が療養所にいる子供や兄弟は再度検査をしていた。二回」

「学校でハンセン病の兄弟のある人、あるいは療養所にいる人、そういう兄弟には赤い線を引いてあったそうだな。名簿か学籍に。学校の先生になって病気になってきた人が、その人からその話を聞いた」

――このような「身体検査の歴史」のなかで捉えれば、教師が教え子の「癩（らい）」を身体検査で発見し、むしろ積極的に療養所に送り込んだことは、教師が教え子を「健兵」として養成し、戦場に送り込んだことと等しく、真摯に「お国のため」の教育を担っていたことを示すといえるでしょう。

学校身体検査に関する個人的なエピソードを付け加えておきます。わたしが初めて都内で普通小学校の担任になった一九八五年（昭和六十）、春の定期健康診断（身体検査）を前にして、その年度末に定年退職を迎えるベテランの学年主任（男性）から次のような「指導」を受けました。

「若い教師だからといって、恥ずかしがっていたのではいけない。男の子も女の子も裸をよく見なさい。皮膚の異常から病気や家庭での問題が発見できるかもしれない。身体検査というのはたんに計測したり、医者まかせにするのではなく、教師が子どもを知る大切な機会である」

わたしはこのベテラン教師の真摯な「指導」にプロとしての誇りを感じましたが、一方で困惑と滑稽《こっけい》さも感じざるを得ませんでした。おそらく、このベテラン教師も若いころに先輩教師から同じような教えを受けていたのであろうし、身体検査で子どもの裸をよく見るということは、戦後も依然として教員世界の良識、もしくは文化であったと推測できます。そのベテラン教師の若いころとは、戦後の第二次無癩県運動によって、学校で「らいの子ども」がしばしば発見された時期でもあります（なお、現在の小学校では、身体検査は上下とも運動着を着用して行なわれています）。

15 「学生生徒児童身体検査規程」第四条の十三。
16 山本拓司「国民化と学校身体検査」『大原社会問題研究所雑誌 No.488』一九九九年、四〇頁。
17 ハンセン病問題に関する被害実態調査報告書 国立療養所入所者を対象とした調査（第一部）二〇〇五年。

3 病弱児養護学級の歴史と国民学校令

日本における「病弱教育」の始まりは、一八八九年（明治二十二）に設置された三重県立師範学校で「脚気病」の児童生徒に対して行なわれた教育、あるいは一九〇〇年（明治三十三）からの東京市養護院での「結核」の児童生徒に対して行なわれた教育であるといわれています。[18]

「病弱教育」の対象となったのは、脚気や結核だけではなく、トラホームなどの感染症、栄養失調による発育不全、虚弱体質などの子どもたちでした。主に「転地療養」という形で行なわれた明治・大正期から太平洋戦争期までの病弱教育は、健兵養成につながる国民身体の育成という観点で導入されたとはいえ、それぞれの疾病や状態に応じた養護もなされ、子ども一人一人の福祉や発達に一定の成果も得ていました。

教師にとって、病弱の子どもを療養のために特殊な転地に送ることは、教育的行為でした。したがって、教師は他の疾病と同様に、ハンセン病の子どもを積極的に普通教育から分断し、療養所へ送ることを当然の教育的行為と捉えていたのでしょう。

しかし、その認識は二つの意味で誤っています。一つ目の理由は、ハンセン病は他の疾病と違って「終生隔離」の対象でした。隔離の根拠となる「癩予防法」に退所規程はありませんでした。他の疾病では「病弱」を克服できた子どもが、一般の学校へと戻ることも当然ありましたが、ハンセン病の場合は原則としてありませんでした。二つ目の理由は、ハンセン病の場合は療養所内で教育を公的に保障されず、教育の対象外であったことです。

「身体虚弱」等の児童のための養護学級数は、以下のように太平洋戦争（一九四一年）期から急増しました。[19]

一九三四年（昭和九）養護学級総数　一四六学級　児童数　八〇二八人
一九四二年（昭和十七）養護学級総数　一六八二学級　児童数　六五九三〇人
〈そのうち、身体虚弱は、一六一六学級（九六％）　児童数　六四八九一人（九八％）〉
一九四四年（昭和十九）養護学級総数　二四八六学級

養護学級数急増の主な理由は、一九四一年（昭和十六）に「国民学校令」が公布されたことです。同法第十三条では「国民学校長ハ伝染病ニ罹《かか》リ若《もしく》ハ其《そ》ノ虞《おそれ》アル児童又ハ性行不良ニシテ他ノ児童ノ教育ニ妨アリト認ムル児童ノ国民学校ニ出席スルヲ停止スルコトヲ得」（傍線筆者）と規定され、初等教育（国民学校）においては伝染性疾患をもつ児童だけでなく、「其ノ虞《おそれ》アル児童」までが出席を禁じられるようになりました。その結果、国民学校令は、ハンセン病の子どもの〝排除の論理〟にいっそう正当性を与えることになりました。

国民学校令によって排除の対象となったのは、「伝染病ニ罹リ若ハ其ノ虞アル児童」（第十三条）だけでなく、「瘋癲白痴《ふうてんはくち》又ハ不具癈疾《はいしつ》」（第九条）といわれた子どもたちもです。これにより、知的障がい児、重度・重複障がい児などは教育の対象から切り捨てられたのです。

18 日本の病弱児教育の始まりは、『病弱教育の手引き・指導編』文部省（一九八五）によれば一九〇〇（明治三十三）年設置の東京市養護院だが、『病弱教育の基礎』久保田勉（一九八六）によれば一八八九（明治二十二）年からの三重県立師範学校での脚気児童への教育であるとされている。

19 文科省ホームページの「学制百年史」特殊教育、国立特別支援教育総合研究所ホームページ「病弱教育の歴史と制度」、佐藤晋治・中田英雄『「特殊教育資料」からみた日本の障害児教育』二〇〇三年による数値。

4 修身教科書・教師用書

本項では修身書「衞生」と、その教師用書にみられる「癩（らい）」の記述が教師に大きな影響を与えていたことを検証します。

第三期の尋常小學修身書（第五年）には第六・七課「衞生」の項があり、伝染病への注意が促されています。児童用の修身書には「癩」という文字こそありませんが、その教師用書（現在でいう「指導書」）には癩の解説、隔離の重要性が詳述されています。つまり、修身書「衞生」は、当時流行していた結核やトラホーム（伝染性慢性結膜炎）対策とともに、癩の隔離予防も大きな目的として書かれていたことがわかります。

当時の教師にとって、国定の教師用書は絶大な権威をもっていました。多くの教師が教師用書をもとに、修身書「衛生」の項で「癩」を取り上げた授業を行なったはずです。
では、児童用修身書と教師用書の内容を具体的にみていきましょう。

【尋常小學修身書（第五年）第六・七課「衛生」児童用】

第六課　衛生（其の一）（※一部抜粋）

「身體が弱くて勉強が出來ないと、大きくなってから役に立つ人になれません。我等が健康で一心に勉強するのは、世のため國のために盡《つく》す始です」

「世の人々が皆健康で元氣よく仕事をすれば、国民は幸福で國は益々盛になります。身體が弱くてたびたび病氣をするのは自分の不幸であるばかりでなく、一家の難儀であり又國家の損失であります」

第七課　衛生（其の二）（※全文）

「傳染病の流行するのは、多くは人々の衛生に關する注意が足らないところから起るものです。傳染病については國家も取締りをしてゐるけれども、人々が公衆のためを思って、自分々々で氣をつけなければ、とても十分に其の流行を防ぐことは出來ません。傳染病にはコレラ・チフスなどのやうに急性のものがあり、結核・トラホームなどのやうに慢性のものもあります。傳染病の外に寄生虫病といって、虫が體内に宿って起る病氣もあります。いづれも病毒が外から體内に入って病氣を起すものです。例へば飲食物と一しょにはいったり、呼吸の時にはいったり、又不潔なものに觸れた時にはいったりします。

傳染病にかゝらないやうにするには、常に身體を強壯にしておくことが第一です。又飲食物に注意し、身體・衣服・住居などを清潔にすることにつとめなければなりません。萬一、傳染病にかゝった時は、すぐに醫師の治療を受け、他人にうつさないやうに、十分に氣をつけなければなりません。隠して届出をしなかったり、迷信から醫師の診察を受けなかったり、又全快しないうちに人中に出たりするのは大そう危險です。衞生に關する注意が足りないところから傳染病にかかることがあると、それは自分の禍ひであるばかりでなく、公衆に大そう迷惑をかけます。まして自分の不注意から病毒を他人にうつし、大ぜいの人の命をそこなひ、産業を衰へさせるやうになっては、公衆に對して其の罪は決して輕くはありません」

第六課では、「病氣をするのは自分の不幸であるばかりでなく、一家の難儀であり又國家の損失でありますﾞ」という国家のための健康観が説かれています。第七課では、「傳染病については國家も取締りをしてゐる」が不十分である現状から、国民一人一人の自覚と協力を求めています。傳染病としては、コレラ・チフス（急性）、結核・トラホーム（慢性）を例示していますが、「癩」は例示されていません。しかし、「隠して届出をしなかったり、迷信から醫師の診察を受けなかったり、又全快しないうちに人中に出たりするのは大そう危險」という説明は、当時の癩患者が問題とされたことと共通しています。

なお、児童用修身書で「癩」が例示されなかったことについては、一九四〇年（昭和十五）五月に開かれた官公立らい療養所長会議において、九州療養所（現菊池恵楓園）の所長であった宮崎松記が「らいの学校衛生に関する件」として、次のように発言しています。

「学校衛生において、らいを注意せしめることは、らい予防の根本対策なり、尋常小学校修身書巻の五、第六『衛生』の項中、慢性伝染病『結核やトラホーム』の次に、らいを挿入するよう文部省に交渉せられたし」

しかし結果としては、宮崎所長の主張は反映されませんでした。教師用書で詳細な解説がなされているにもかかわらず、児童用修身書で「癩」が例示されなかった理由は、いくつか考えられます。

一つ目の推測は、教師用書にもあるように、「癩」はコレラ・チフス・結核・トラホームなどと比較して「伝染力は頗《すこぶ》る弱い」という医学的事実が当時から明らかだったからではないかということです。

二つ目の推測は、「癩」がもつマイナスのイメージが強すぎて、その悲惨さを表すのは尋常小学校五年生の修身書にはふさわしくないという配慮があったのではないかということです。たとえば、内務省衛生局が示した『癩の根絶策』(一九三〇年)では、「癩患者ほど悲惨なものがあらうか。あらゆる人間苦を濃縮したものが癩であると云っても過言ではない」と記述されています。

三つ目の推測は、癩対策にとっては児童よりも教師の理解がより重要と考えたからではないかということです。児童用修身書に伝染病一般への注意を述べ、教師用書(指導書)には癩の症状・収容対策を詳細に明記することが、隔離政策の遂行にとって有効と考えたのではないでしょうか。

右記の「衛生」は第三期の国定修身書に記載されましたが、第一期国定修身書では、「公衆衛生」の項の中でずっと簡潔に記されていました。それが第二期国定修身書の「衛生」からは記述量が倍増し、「傳染病の蔓延」を防ぐための注意が具体的となりました。[20] さらに第三期になると、「衞生」は、（其の一）と（其の二）に分けられ、記述量はまた倍増していきました。

この第二期から第三期への修身書「衞生」の修正には、教師が直接関与しています。当時、国定教科書の記述に対して各県の高等師範学校・府県師範学校の付属小学校教師が参考意見を述べる制度がありました。一九一四年（大正三）文部省発行の『國定教科書意見報告彙纂第二輯』の中で、奈良女子高等師範學校付属小学校からは、第二期国定修身書第二十二課「衞生」の記述に対して、次のような修正意見が出されています。

「四．第二十二課『衞生』ノ四十五頁七行目『傳染病に罹リテ』ノ次ニ『之ヲ隠蔽シ或ハ』ヲ加フルヲ可トス」（傍線筆者）

この修正意見は実際に反映され、第三期修身書では次のようにわかりやすく「改善」されました。

「萬一、傳染病にかゝった時は、すぐに醫師の治療を受け、他人にうつさないやうに、十分に氣をつけなければなりません。隠して届出をしなかったり、迷信から醫師の診察を受けなかったり、又全快しないうちに人中に出たりするのは大そう危險です」（傍線筆者）

20　海後宗臣編『日本教科書大系近代編第三巻　修身（三）』講談社、五七頁。

【尋常小學修身書（第五年）第六・七課「衞生」教師用】

「昔は癩を遺傳病と認識してゐたから、現今の醫學が明らかにしたところによると、癩は癩菌と稱《しょう》する細菌により傳染する傳染病であって、其《そ》の病原體《たい》は病人の患部の組織、糞便、鼻汁、其の他の排泄物中に見出される。其伝染力は頗《すこぶ》る弱いが、本病患者との同居は最も危險である。殊《こと》に患者の鼻汁を警戒しなければならない。潜在期は三年乃至《ないし》十年で、頑固な鼻加答兒《カタル》、微熱、頭痛等の症状から次第に進んで遂に顔面又は他の部の皮膚に赤色又は褐色斑紋が現れ、其の部は針で突いても灸をすゑても、痛みを感じない特徴をもつに至る。癩は發病の初期に於て、之《これ》に治療を加へれば、或程度までは治癒し得るものであるが、確實に奏功する治療薬は發見されていない。故に其の豫防法を勵行して新患者の發生を防ぎ、幾年かの後に其の絶滅を期するしかない。

其の豫防法の中最も確實で有効なものは病人を隔離することである。

英國では癩患者は種切れになって居り、北歐諸國でも殆《ほとん》ど近いといはれてゐる。然《しか》るに我が國では内地だけでも公稱一萬四千人、朝鮮に一萬二千人、支那《しな》、印度《いんど》に次ぎ世界第三位にある。そこで國立或は府縣聯合で設けた癩療養所が所々にあって、癩患者の隔離収容に力めてゐるが、經費の關係上、今日までまだ患者の全数を収容し得るまでの設備がない。故に不幸にして此の病人をもった家庭では、患者の居室を別に定めて他の家人と雑居せず、患者の衣類、寢具其の他の日用器具等は、特に患者専用のものを定め、他を使用しないやうにして、傳染を防ぐと共に、親切に病人を慰めるやうにしなければならない。どんな事情にもせよ、患者を路上にさまよはせるやうなことがあっては、人道にも反し、且《かつ》危險此の上もないことである」

教師用書（尋常小學修身書第五年教師用）においては、「癩」の具体的な症状と特徴が詳しく述べられています。そして「新患者の發生を防ぎ、幾年かの後に其の絶滅を期するしかない。其の豫防法の中最も確實で有効なものは病人を隔離することである」と終生隔離の必要性が強調され、民族浄化論にもとづいた解説がなされています。また、「我が國では内地だけでも公稱一萬四千人、朝鮮に一萬二千人、支那、印度に次ぎ世界第三位にある」と世界における後進性が強調されたことは、国辱論《こくじょく》にもとづいています。

前出の与那覇次郎さんが担任教師に「らい」を疑われて、「鉛筆でほほを突かれ、何本で突いている か」という「知覚検査」をされた事例も、修身教師用書の「其の部は針で突いても灸をすゑても、痛みを感じない特徴をもつ」という知識にもとづくものかもしれません。

――こうして教師は、「癩（らい）」の根絶計画と隔離政策を推進するために、教育を通して「らい」の怖さを子どもたちに伝えていきました。また、癩の子どもが学校に存在することは「危險此の上もない」という認識から、癩の子どもを療養所に送り込みました。教師用書（指導書）は、身体検査のみならず日常の学校生活のなかで癩の子どもを発見するため手がかりとなる「資料」となったのです。

【三】療養所付近の学校と地元の子ども・職員の子ども

療養所付近の一般の子どもたち、いわば療養所の「地元の子ども」たち、そして「職員の子ども」たちは、どのように療養所とかかわり、どのようなまなざしでハンセン病者を見ていたのでしょうか。

1 療養所開設時の反対運動の中で

一九〇七年（明治四十）に「癩予防ニ関スル件」が制定されたことによって、一九〇九年（明治四十二）には全国五カ所に癩患者収容のための「連合府県立病院」が設置され、のちに厚生省管轄の「国立療養所」として十三カ所まで数が増えました。しかし、ほとんどの療養所では、開設時には地域住民による反対運動が起きています。

たとえば、東京の全生《ぜんせい》病院では、建設計画が「地元」に知られると間もなく「療養所敷地反対騒擾《そうじょう》事件」が起きました。[21] それは一九〇七年（明治四十）に、開設前の調査のために来た東京府役人と村長を、近隣の村民が襲撃し、大けがを負わせるという暴力事件です。この事件で村民五四人が警察に拘禁され、うち一二人に「懲役一年六月から懲役八月」の実刑が科されました。

沖縄愛楽園の場合は、開設時には「地元の子ども」たちが自ら反対運動に加わり、運動のシンボルとなっていたことが、次の二つの新聞記事からうかがえます。[22]

❶可憐な小学児童が突如同盟休校（大阪朝日新聞附録九州朝日）、一九三二年六月十五日
可憐な小學児童が突如同盟休校し雨中にデモを敢行す　癩保養院設置反封運動悪化す

❷療養所反対に学童が熱弁（大阪毎日新聞西部毎日鹿児島沖縄版）、一九三二年六月十六日

療養所反対に學童が熱辯　仲好會を組織活動　盟休はまつ取止める

記事❶では、羽地村で「羽地校五百名の可憐な児童も涙ぐましい保護者の反封運動に刺激され父兄側と合流して十三日全校生徒一齊にストライキを決行反封運動の第一線に乗出し」、さらに児童らは青年団とともに「デモ行進」に参加したと報じています。

記事❷では、今帰仁村で癩療養所反対のための同盟休校は中止し、「八百名の児童は十四日から復校した」のだが、「児童らは『仲好會』なるものを組織し反封運動に参加、『仲好會』主催の演説會を開いていたいけな熱弁を揮《ふる》ひ、癩療養所反対に涙ぐましい活動を続けてゐる」と報じています。

――これらの記事からわかることは、地域が一体となった癩療養所反対運動の中心に「学校」が組み込まれていたことです。こうして、地域の「可憐な小学校児童」たちは「癩療養所反対に涙ぐましい活動を続け」ていき、教師がそれを諌《いさ》めることはありませんでした。

21　多磨全生園自治会「療養所敷地反対騒擾事件」『倶会一処』一九七九年、一六～一八頁。
22　沖縄県ハンセン病証言集編集総務局編『沖縄県ハンセン病証言集・資料編』二〇〇六年、二九九頁。

2 差別した地元の子ども・交流した地元の子ども

療養所の地元の子どもは、療養所や入所者にどのようにかかわったのでしょうか。多磨全生園付近の

「地元」の子どもの、対称的な二つのエピソードを紹介します。

多磨全生園の大正期を綴った桜沢房義著『全生今昔』（一九九一）には、桜沢さん自身が療養所付近に住む地元の子どもによって「差別」された事実が示されています。

一九一九年（大正八）に入所した日、桜沢さんは東村山駅から療養所へ歩いて向かう途中に、「子供が四、五人遊んでいたが、私たちを見かけると『アア、クサリボウ』と囃《はや》したてた」という差別を受けました。それに対して桜沢さんは、「私は走って行って子供の横面を思いきり殴ってやりたかった」「異郷に来て初めて聞く言葉が腐りボウ……自分も人間として世間に通用しない奈落の底へ投げ込まれたのか」と、その慨嘆に堪えなかった心情を記しています。

この地元の子どもによる「差別」（言葉による暴力）は、療養所近隣地域での差別の根深さを物語っています。また、地元の子どもが、通りかかったハンセン病患者に罵声を浴びせたことは、差別が「遊び」として日常化していたことを物語っています。

このような療養所付近の地元の厳しい差別状況のなかで、とくに戦前においては療養所と地域の学校が交流した例は〝皆無〟に近いといえます。しかし、唯一例外的な事例として、多磨全生園自治会編『倶会一処・患者が綴る全生園七十年誌』（一九七九）には、一九一四年（大正十三）二月十六日に「化成小学校生徒八〇人来院、礼拝堂で童謡、遊戯を見せてくれる」という記録があります。

――この八〇人の中の一人が、のちに民衆史家として「人権と民主主義を守る民衆史掘りおこし北海道連絡会」などで活躍した、小池喜孝《きこう》さんです。小池さんは二〇〇一年および二〇〇二年に、多磨全生園を会場に学習発表会を開いた東村山市立青葉小学校児童の学習成果を参観し、その「感想」を当時同校の教員だったわたしに寄せてくれました。そこには、小池さんが、自身も療養所の地元の子どもだったことを振り返りつつ、今日においても療養所付近の子どもたちがハンセン病にかかわる「人権学習」をすることの意義が記してありました。そして、自身の小学校時代の全生園訪問を振り返り、その「患者慰問」は「私の一生涯に強い影響を与えた」（二〇〇二年、筆者への私信）とありました。

また、小池さんは「少年時の記憶、民衆史運動の原点に」（二〇〇二年二月、北海道新聞・夕刊連載一回目）という記事を書いています。小学校一年生でのたった一度のハンセン病療養所訪問が、小池さんを「埋もれた民衆の復権と、住民の人権意識を掘り起こす営み」（北見市史編纂ニュース No. 62　二〇〇三年）を生涯貫かせた原点となったことは、ハンセン病にかかわる人権教育を考えるうえで、きわめて重要な事例といえるでしょう。

3 差別した職員の子ども・差別された職員の子ども

大島青松園のある大島は、高松港から東方八キロメートルの瀬戸内に浮かぶ周囲七キロメートルほどの「小島」です。大島には漁港や民家はなく、あるのはハンセン病療養所と職員宿舎、職員の子どもが通う高松市立庵治《あじ》第二小学校だけです。この大島青松園を例に、職員の子どもの状況を紹介します。

大島青松園第三代所長の野島泰二《たいじ》は『五〇年史』[23]の中で、「療養所の職員の子供は、学校でかったいの[24]子供だと中傷され、兄弟姉妹は結婚に憂き目をみた。新聞に広告横断しても、一人の医師さえ得ることが困難な時代であった」と、療養所全体が被差別の存在であったことを述べています。

では、園内の患者と職員や職員の子どもの関係はどうだったのでしょうか。

庵治第二小学校元校長で、退職後の現在は「ハンセン病を正しく語り継ぐ会」で啓発活動（語り部活動）に取り組んでいる奥村学《まなぶ》さん（一九三八年生まれ）は、職員の子どもとして大島に生まれ育ちました。奥村さんからは子ども時代のエピソードを聞かせてもらいました（二〇〇六年五月十日、二〇〇九年十二月二十六日、聞き取り）。

奥村さんは子ども時代を振り返って、自分が〝差別する側〟にあったことを隠しません。奥村さんら職員の子どもは療養所のある島に育ちながら、入所者（患者）を見ることはまれだったし、まして「患者さんとのふれ合いはぜんぜんなかった」そうです。入所者を目にするのは「患者地帯と職員地帯の間にあった有刺鉄線」越しに恐るおそる「見る」だけであって、患者さんと「会う」ということはまったくなく、顔見知りだった患者さんすらいなかったといいます。

奥村さんによると、あるとき、小さな子ども（職員の子ども）が有刺鉄線越しに入所者を見て、恐ろしくて大泣きしたことがありました。すると「担当者のほうから患者さんたちに、もう子どもが恐がるから、有刺鉄線のほうにはなるべく日常的に近寄るなと、おふれが出た」そうです。奥村さんら職員の子どもは有刺鉄線の向こうの患者地帯には、行ってはいけないことになっていました。

奥村さんが、初めて「患者地帯」と呼ばれた地区に足を踏み入れたのは、子ども時代でも青年時代でもありません。それは教員になり、庵治第二小の管理職として再び島に戻った年、子どもたちに案内され、「島の北のほう」（入所者の住居地区）を訪れたときのことでした。その時のことを「生まれて初めて北のほうに行って、ちょっとしたカルチャーショックでしたね」と振り返っていますが、それを機に奥村さん自身が職員の子どもとして根深くもっていた「意識」が変わっていったのです。

奥村さんが子どものころ、会堂には前後に二つの舞台がありました。患者用・職員外部用が前後別々に設けられていたのです。この会堂で入所者の演劇などがあるときは、職員の子どもは親と同伴なら観劇を許されましたが、観客席も柵によって患者席と職員席が分けられていました。また、夏などに会堂で観劇する際には、周囲の大人から「蚊を潰してはいけない」「患者の血を吸ってるかもしれないから」といわれたそうです。当然、奥村さんら職員の子どもは、入所者は「うつる病」をもっていると認識していました。[25]

奥村さんら職員の子どもは、親が入所者である「未感染」(差別語)の子どもたちとともに、島内の庵治第二小学校で学んでいましたが、じつは奥村さんは「未感染」の子に「一種の優越感」をもっていたといいます。奥村さんの担任教師は、職員地帯の普通学級と患者地帯の養護学級を兼任していましたが、奥村さんは「ハンセン病という病気についての知識については、いっさい教えてもらわなかった」そうです。奥村さんは有刺鉄線の向こう側で暮らす同世代の子どもたちについて、「別世界のことだと思って、考えることもなかった」と語っています。

一方、奥村さんの証言を「患者地帯の子ども」として育った立場からの話でも裏づけることができます。奥村さんと同世代で、同じ時期をこの大島青松園で過ごした森一男さんは、職員地帯と患者地帯の子ども同士の交流について、「まったくありませんでした。入所者と健常者との垣根があったからでしょう。職員、保育所の子と話をすることもなかった、同じ島にいながら。偏見、差別が教育のなかにも依然としてあったということだと思います。いまから考えると、とても考えられないが、当時はそれが当然で普通のように思われていました」と述べています。

しかし、奥村さんら差別する側にいた「職員の子ども」たちも、「島を出ると自分も差別される存在であった」ことに気づかざるを得ませんでした。[26]

「中学時代、高松市内に島から出かけたとき、同年代の子供から差別的な言葉を浴びせられ、石を投げつけられたことがある。『大島周辺で捕った魚は食べられん』との風評も聞いた。大島そのものが差別の対象なのだと知り、卑屈な思いが心に宿った。高校から島外で下宿したが、古里のことは自分からあえて語ろうとしなかった。聞かれると庵治の出身だと、大島生まれと分かっても職員の子供だと答えていた。自らの身を守るためとはいえ、自分も差別する側に回っていたんです」

23 大島青松園入園者自治会編『閉ざされた島の昭和史――国立療養所大島青松園入園者自治会五〇年史』一九八一年。

24 「かったい」はハンセン病を指しての差別語で「片居」からの転訛。本来の意味は「乞食」のことである。「癩（カッタイ）の瘡（カサ）うらみ」（癩患者が梅毒患者をうらやむように、自分より少しでもよいものを見て羨むことのたとえ）という諺は最近まで広辞苑等に載っていた。

25 今まで一〇〇年以上、公立私立のすべてのハンセン病療養所で入所者から職員や職員の家族に病気が伝染した例は一例もない。

26 「四国新聞」二〇〇三年八月十八日付。

第四章　戦後の療養所における教育と生活

私はいくら子供と親しくなっても、
白衣と消毒を止めることはできなかった。
知ろうともしない無知ゆえに、
私もまた隔離政策に加担したのだ。

『書かれなくともよかった記録――「らい病」だった子らとの十六年――』（二〇〇〇年）

元全生分教室教諭　鈴木敏子

【一】ハンセン病療養所内における戦後教育
——「分校・分教室」時代の「派遣教師」

本章では、戦後も変わらなかった「ハンセン病の子ども」の状況を検証するとともに、その背景として、隔離政策の継続のなかで教師と教育界が果たした「負の役割」（加害責任）を明らかにしていきます。

長かった戦争の時代が終わり、戦後「民主主義」の時代が到来し、社会の民主化のうねりは閉ざされた療養所の人びとの心に明るい希望を灯すようになりました。戦後「民主教育」の理念は、「教育基本法」（一九四七）前文、

「われらは、さきに、日本国憲法を確定し、民主的で文化的な国家を建設して、世界の平和と人類の福祉に貢献しようとする決意を示した。この理想の実現は、根本において教育の力にまつべきものである」の一文に最も顕されています。「児童憲章」では、憲法と教育各法の理念が「児童」をめぐる状況の具体的な改善・向上に結びつけられなければならないことが強調され、「児童は人として尊ばれる」「児童は、よい環境のなかで育てられる」ことが明示されました。

したがって、ハンセン病療養所内の教育も、本来なら教育行政の責任において位置づけられ、「ハンセン病の子ども」の教育環境は飛躍的に向上するはずでした。しかし、戦後「民主主義」の到来によっても、

ハンセン病の子どもが「人として尊ばれる」といえる状況におかれることはついにありませんでした。

①私教育の「学園」から公教育の「分校」「分教室」へ

戦前の療養所内の教育は、「寺子屋的教育期」と「学園教育期」に区分できます。それに対して、戦後は療養所内の教育も地域の公立学校の分校（あるいは分教室）として認可されたため、「分校・分教室教育期」という時期に区分することができます。[1]

従来の「学園」は、戦後三年から九年経過した時期に、ようやく「学校教育法」にもとづく公立小中学校の「分校」「分教室」へと変わり、本校に籍をおく「派遣教員」（正式な教員）を中心とした教育が始まりました。

それまでの患者教師は、補助教師として本校からの派遣教員の補佐を行なうという立場となりましたが、しかし、実際にはむしろ補助教師が教育の中心となった場合も多く、「患者の教師は補助教師として依然、児童の教育に当たり、不足をカバーせざるを得ない状況が園によっては閉校の時期まで続いた」のです。[2]

多磨全生園の補助教師を一九六一年（昭和三十六）からつとめた天野秋一さんも、全生分教室が閉校となる一九七九年（昭和五十四）まで勤務していました。その仕事ぶりは決して派遣教師の「補助」ではなく、対等以上の関係であったそうです（二〇〇六年十二月二十四日、聞き取り）。

同じく多磨全生園の補助教師をつとめた野上寛次さんは、患者（入所者）が教育を司った歴史に、誇りをもって次のように述べています。[3]

「結局、全生学園（注・戦後は全生分教室）を支えてきたのは患者教師だったですね。愚かな教育にはちがいありませんけれども、それでも全生学園七十年の歴史の中で、五十年は患者だけで、その後も半分以上は患者の力で支えて来たんです。そのことはやはり評価して良いことだと思います。誇って良いことだと思います」

1　清水寛「日本ハンセン病児問題史研究〔Ⅰ〕──研究の課題と『日本ハンセン病児問題史年表（第1次案）』」（『埼玉大学紀要教育学部（教育科学）』第48巻第1号、一九九九年）。
2　全国ハンセン病療養所入所者協議会編『復権の日月』光陽出版、二〇〇一年、一七三頁。
3　清水寛編　埼玉大障害児──教育史ゼミナール集団著『ハンセン病療養所における子どもの生活・教育・人権の歴史──国立多磨全生園を中心に──』（一九九九年）第Ⅲ部「多磨全生園における子どもたちの教育と学習」第二章「入園としての補助教師の体験」一一〇頁。

２　陳情による恩恵的な「公立化」

各国立療養所で「学園」の公立化は、十二年間の時間的な幅の中で徐々に進められていきました。建前上は、ハンセン病療養所内とはいえ、すべての子どもに「教育権」は保障されているはずであり、ハンセン病の子どもの病状は一般に軽度なため、「就学猶予・免除」にする根拠にも欠きます。そのため、教育委員会や厚生省などへの陳情、運動がなされれば、各自治体の教育委員会としても応えざるを得なくなっていきました。

このことは、制度として「学習権」が保障されて公立化がなされたのではないことを示しています。また、地域の実情に応じて教育行政担当者が恣意的な判断を下し、いわば恩恵的に公立化の決定がなされたともいえます。制度としての教育改革であるとすれば、文部省の指示で全療養所の学園がいっせいに公立化されたはずです。

たとえば、松丘保養園で学園時代から患者教師をしていた伊藤文男さん（一九三三年生まれ）は、公立化への働きかけについて、次のように証言しています。[4]

「当時、当園の武田正之園長の澄江夫人が、地元の村教育委員をしていたこともあり、園内のPTAと一緒になって、園内学園の正式認可と有資格専任教員の派遣を村に強力に働きかけをしてくれておりました」

伊藤さんが証言した松丘学園の公立化は、すべての療養所で最も遅い一九五四年（昭和二十九）に、ようやく実現しました。戦後九年も経った最後の公立化の事例でさえ、園長夫人の個人的な〝コネクション〟によって、ようやく可能になったのです。これは権利としてではなく、恩恵的に公立化の決定がなされたことを表しています。

東北新生園では、一九五一年（昭和二十六）に旧新生学園が「新田村立新田小・中学校葉ノ木沢分校」となって公立化されました。日下泰憲（一九九六）は、その背景には「患者自治会（楓会）が中心になって園当局を巻き込んだ運動」があったことを挙げ、新生園長から宮城県教育委員会への以下のような「請願書」を資料として示しています。[5]

4 ハンセン病問題検証会議 第二二回検証会議（二〇〇四年七月十四日）聞き取り調査での証言。
5 日下泰憲『ハンセン病児教育に関する一考察』秋田大学教育学部特殊教育研究室、一九九六年、五〇頁、「請願書」の出典は明示されていない。

【資料】東北新生園長から宮城県教育委員会へ請願書

当東北新生園は国立療養所として癩患者を収容しているが、患者である学齢児童十数名ある。従来これらの学童に対しては園内に教育所を設けて患者の中から指導者を求めて教育に当たっていた。然るにこれら学童が将来治癒して社会に出た場合、公立学校卒業の資格がなければ完全なる社会人として世に処することができないと言う気の毒な立場にあるので園内に於て公立学校の学童としての教育をうけさせたい為、新田小、中学校の分教場を設置していただくよう請願する。此の公立学校学童としての教育を受けさせたいと云うことは、園内患者全員の総意として切実に要望されているのであり又、全国十ヶ所による療養所による内五ヶ所が既に設置しているので是非御聞届け願いたい。分教場設備等の諸経費は当園で一切賄うので要するに貴県の教育委員会において教職員の配置選定方法及びその給与について御高配を願いたい。尚教職員給与については特殊なる教育にたづさわるので特別給与の配置をお願い致したく、御参考までに鹿屋分校の状況を別紙に記する。

以上の理由において請願する。

昭和二十六年三月二十日

宮城県登米郡新田村　　国立療養所東北新生園長印

宮城県教育委員会長殿

③「公立化」によっても改善されなかった教育条件

「公立化」とはいっても、地元の各自治体が派遣教師の費用負担をすることになっただけで、実際の教育に必要な予算は各療養所の予算から支出するしかありませんでした。しかし、もともとぎりぎりの予算で運営されている療養所に経済的余裕はありませんでしたし、子どもたちに対する教育の重要性も認識されていませんでした。

多磨全生園では他園より公立化が遅れました。そこで、「患者自治会は憂慮し、幾度となく関係方面に働きかけた」結果、一九五三年（昭和二十八）に旧全生学園はようやく「東村山町立化成小学校全生分教室」、「東村山町立東村山中学校全生分教室」として再スタートすることができました。[6] この経緯を全生分教室の「補助教師」であった天野秋一さんは、次のように説明してくれました（二〇〇六年十二月二十四日、聞き取り）。

関係方面への働きかけ（陳情先）とは、国会議員と厚生省でした。しかし、天野さんによれば「教育委員会からは教員の派遣をして卒業証書は出すが、分教室にかかる費用の一切は国、すなわち厚生省でみることになった。だけど、厚生省ではそんなことに使う余分な金はないの一点ばり」であり、公立化とはいっても教科書すら買えない状態でのスタートであったそうです。天野さんは「予算もほとんどなくて、教科書も与えてあげられないのがくやしかった」と述べています。天野さんらは「教科書がないから何とかしてくれ」と園に申し入れをすると、職員はさまざまなところへ「寄付」の依頼をしに出向いたそうです。結局、教科書は各学年ごとに見合った数をそろえられず、「一般校のカリキュラムに従って教えることは不可能」だったといいます。

一九五〇年（昭和二十五）に公立化された星塚敬愛園の西俣小学校・大姶良中学校分校も、設備・教材費などは従来どおりの不十分な状態でした。大姶良中分校二年生のY・Mさんは、園内誌『大姶良』（一九五三）に「私達の貧乏な学校」という題の作文で、次のように訴えています。[7]

「学校の建物は腐れ落ち、ガラスはわれ、風のある日などは勉強もしにくく（中略）、学校のかぎもありません。それで一ぱんの人達がはいり、楽器などがこわれている」

「どうしてこのような古い校舎を、早くなおしてくださらないのでしょうか？」

6　多磨全生園患者自治会編『倶会一処』一光社、二〇八～二一二頁。
7　鶴見俊輔編『ハンセン病文学全集10　児童作品』皓星社、一六七頁。

④「琉球政府立」となった沖縄愛楽園の「事情」

沖縄愛楽園でも、屋我地小中学校の分校になれるよう、入所者がくり返し地元に働きかけましたが、理解が得られませんでした。そこで一九五一年（昭和二十六）四月に、当時沖縄群島政府文教局長だった屋良朝苗《やらちょうびょう》（のち沖縄県知事。一九〇二～一九九七）ら一行が愛楽園を視察訪問した際に、入園者自治会代表と愛楽園の患者教師が一行に対して、「教育の機会均等を訴え、愛楽園入園児童も一般社会の児童と等しく、文教局の責任において義務教育を施してもらいたい」と陳情しました。[8]

これに対し、屋良文教局長はいわば〝鶴の一声〟で即座に「分校化」を進めようとしました。しかし地元の反対があまりにも強く、屋良は「琉球政府立」（文教局直轄）の学校とすることを決断しました。陳情から半年後の一九五一年（昭和二十六）十月、旧愛楽学園は「琉球政府立澄井初等中等学校」（一九五三年四月より琉球政府立澄井小中学校に改称）としてようやく「公立化」され、一般校から教諭だけでなく校長までもが赴任することとなりました。

この公立化は療養所入所者への人権保障の象徴であり、その実現の喜びは愛楽園入所者の人びとにとって大きなものでした。とりわけ入所児童生徒はそれまで学園が分校になる日を夢見て、自分たちも〝平等に〟勉強できることを願っていただけに、大きな喜びをもって「公認学校」の発足を迎えたのです。

愛楽園自治会編『澄井初等中等学校　若竹幼稚園　開校に寄せて』（開校記念文集）では、次のような児童の率直な喜びの気持ちを知ることができます。[9]

「私達は夜ねる前は、必ず公認学校になりますように、とおいのりをしてからね入りました。（中略）先生が新聞を読んでごらんとおっしゃって私達の学園の事が書かれている新聞記事の所を開いて私の前におかれたので、私は読みました。すると私達の学園が公認学校になったと書いてありました。私はうれしくて天迄とびあがりたいような氣がしました。公認学校になると、社会のお友達と同じように肩を並べて勉強出来ると思うと、私はうれしくて心の中はただ感謝で一ぱいです。（中略）私達は公認学校になってからは、今迄より、もっと、もっと勉強し又若竹幼稚園の弟妹達をも可愛がって社会のお友達に負けないようにがんばります」

澄井小中学校初代校長のＭ（注・筆者の判断で匿名とする）が記した「園内児童の教育に就いて」によれば、

一九五三年（昭和二十八）の在籍児童生徒数は、男子三九名、女子三五名、合計七四名であり、他園よりもずっと大規模でした。[10] それに対し、教職員の定数は三名ばかりでしたが、「入園者の補助教員」四名が加わり、合計七名の教師が児童生徒の教育にあたりました。またMは校長として、園内教育の現状と今後への意欲について、次のように胸を張って述べています。

「教科書、学用品類は政府に於て特殊学校教科書購入費、並びに需要費から支出購入して頂いているので、寧《むし》ろ社会の児童よりも恵れた環境にあるので其《そ》の點《てん》感謝している」

「教育の成果は一つに教師の良否に左右されるものであることは論を俟《ま》たない。特に当校の如く、癩病む特殊児童の教育には、先づ病気の性質を充分理解することが先決問題で、第二には宗教的な愛情でしつかりと抱いて導かねばならないと思う」

「私も老骨に鞭《むち》打つてこれら薄幸な児童の教育に最善の努力をなす覚悟である」

この文章によれば、公認学校は順風満帆によりよい教育の理想を求めて歩み出したかにみえます。ところが実態はM校長の記述からほど遠く、開校数年を経ても公認学校として不十分な教育環境のままでした。校長は改善への努力さえ見せず、その教育的情熱も人間性にも大いに問題があると、多くの入所者に批判されました。

一九五六年十一月、澄井小中学校父兄一同は「現校長の不適任理由書」を提出し、校長の退任を要求するに至ります。それによれば、父兄一同による切実な要望事項に対し、校長は「実現すると堅く約束されたにも拘わらず、其の後も何らの実現も見ず」に無策であり、誠意に欠けていたそうです。

父母らは、「現校長の態度では子供達の教育面に非常な不安を感ずる」という理由で、校長の退任を求めました。さらに澄井小中学校の補助教師（入所者）四名からは、「M校長辞任勧告理由書」が自治会（共愛会）総代に提出されました。

これによると、一九五六年四月から同年十月まで、一四〇日の授業総日数のうち、校長の出校日数は五四日、そのうち校長から出張連絡のあった日数は一一日でした。校長自ら述べた「薄幸な児童の教育に最善の努力をなす覚悟」がいかに白々しいものであったかがわかります。翌一九五七年（昭和三十二）四月、M校長は転出しました。

――このような校長が赴任してきた背景には、沖縄の多くの教師が愛楽園での教育に携わることを忌避していたことがうかがわれます。この校長はもともと一般校での校長をつとめることは〝難しい〟と評価されていたと推測するしかありません。

8 沖縄愛楽園編『開園三十周年記念誌』一九六八年、四九頁。

9 これ以外では、星塚敬愛園入園者自治会編『名もなき星たちよ』「学園から分校へ」一三八頁に、星塚分校開校式の児童の感想文が掲載されている。

10 村田精徳「園内児童の教育に就いて」『愛楽誌』一九五三年十一月号、五六頁。

5 新しい派遣教師たちの「事情」

各園の「派遣教師」は、どのような事情で「らい療養所」で教職に就くことになったのでしょうか。

派遣教師としてもっとも名を知られるのは、『らい学級の記録』[11]（一九六三）、『書かれなくともよかった記録――「らい病」だった子らとの十六年――』[12]（二〇〇〇）などの教育実践記録を著した、多磨全生園全生分教室の鈴木敏子さん（一九二四年生まれ）です。鈴木さんの全生分教室への「派遣」決定までの「事情」を『らい学級の記録』から要約すれば次のようになります。

鈴木さんは一度、郷里・福島で中学教師となりましたが、事情があって退職します。その後上京して出版社に勤務し、退社後は産休補助員をつとめ、本採用の安定した身分を求めていました。ある日、新聞で「ある療養所で先生のなり手がなくて困っている」という記事をみつけ、教育事務所を訪ねますが、そこは「らい療養所」の全生園だとわかり、恐怖を感じて引き下がりました。その後、精神薄弱児の学園を見学し、就職をするかどうか迷うものの〝体力に自信がない〟と辞退し、全生園で教師として就職する決意をします。そのために、教育事務所A氏宅に一〇〇〇円程度の土産物を何度も持っていき、最終的に全生園分教室助教諭の身分を得ました。

一九六〇年（昭和三十五）、鈴木さんは三十五歳でした。辞令をもらったときは、「やっとこれで本採用になれた、という感慨でいっぱい」「やっとわたしは臨時的身分、潜在的失業者的存在から解放された」という思いでした。

次に、菊池恵楓園で一九六二年（昭和三十七）から十年間、派遣教師をつとめた藤本フサコさん（一九一七年生まれ）が恵楓学園に勤務するようになった事情を、著書『忘れえぬ子どもたち　ハンセン病療養所のかたすみで・ある女教師の回想』より要約して紹介します。

藤本さんは戦時中に国民学校の教師をしていましたが、終戦後は「戦争の遂行に我々教師が果たした役割がいかに大きかったかを痛感すると、耐え難い思いにかられ」、一九四六年（昭和二十一）に退職しました。その後は主婦として子育てに追われる日々でした。ところが十六年後、教員だった夫がとつぜん病死し、知人の斡旋で「夫の死後一ヶ月と経たない六月末」に臨時採用として合志小学校恵楓園分校に職を得ました。

一九六二年（昭和三十七）、藤本さんは四十七歳でした。藤本さんが急きょ教職に就けたのは、「亡き夫をめぐるたくさんの方々の暖かいご援助があって教職に復帰することになった」[13]からですが、それは恵楓園分校への派遣に応じる教員がいなかったという事情にもよります。

「前任の女先生は病気勝ちで長欠のまま退職されて、その後を本校の教頭と園の常直の青年S先生とで補欠授業がなされていた」ことから、藤本さんは「派遣教師」としてハンセン病を患う子どもと出会うことになりました。しかし、「俺たちのことはだーれもわからんもんね。お医者さんにだってわかりはせんもん」という男児の言葉の重みに、ここで働く自信をなくし、一度は教育委員会に「あそこの教員はやはり私には出来ません」と辞意を伝え、慰留されました。

鈴木さん、藤本さんはハンセン病療養所での派遣教師としての体験を公の実践記録として残しており、顧みられない状況で熱心に取り組まれた教育実践には、今日の私たち教師も学ぶべき点が多々あります。そして、両氏がそれぞれに生活のために派遣教師となった事情は、決して二人の教師としての資質と情熱を貶《おとし》めるものではありません。しかし、私たちが今日も知ることのできる二人の教師が、そろって希望してハンセン病療養所で教職に就いたわけではないこと、一度は派遣教師をやめたいと辞意を示したことなどから、その当時、その地域の教育界で派遣教師が置かれた立場の〝もろさ〟がうかがえます。

同じような事情は、他の療養所の多くの派遣教師にも共通しています。

松丘保養園の新城中学校二葉分教室の派遣教師であった梅原秀之さん（一九五五年から赴任）は、ハンセン病問題検証会議で次のように証言しています。

「私の親父も、昭和十五年、ここに薬剤師として就職したんです。それに引き連れられて、私は仙台から来たわけですが、官舎に住みました。保養園の職員が長い白いガウンを上から下までつけて、これはうつる病気なんだろうなというふうに思っておりました」

「（教員になり）まず弘前の盲聾学校に勤務することになったんです。正式には聾学校だったんですが、校舎が盲と聾と、かぎの字のようにくっついていまして、そこで今度は教員をするばかりでなくて、舎監もやれということなんですよね。それが、大抵の人は六カ月もたないんだそうですが、私は一年もったんですけれども、もうそろそろやめようかという気持ちで、体調がうまくなくなったんです。そうやって頑張っていたんですが、二年半ばかりやりまして、ちょうど兄貴がまた情報をつかんできまして、教育委員会にいたと思うので、二葉分校の教員が、年をとった人しか申し込みが来ないし、いないので困っているという話がありまして、それで私が返事をしましたら、当時の阿部園長先生がすっ飛んできまして、『来てくれるか』と、それで一もなく二もなく『はい』と言いましたら、園長の車に乗せられて、二葉分校に来ました」

このような人材難から、派遣教師の多くは職員の家族という〝コネ〟をもつ場合が多かったし、時には入所者の家族がつとめることもありました。この場合の〝コネ〟とは、就職の便宜をはかってもらいやすいという意味ではなく、施設側から教師に就職を〝依頼しやすい〟という意味です。

邑久光明園の裳掛《もかけ》小中学校第三分校の初期の派遣教師は、二人とも職員の家族でした。光明園職員だった森幹郎さんは『ハンセン病と民族浄化』の中で、一九五三年（昭和二十八）の光明園内の分校について、次のように記しています。[14]

「小学校の木下ふき先生と中学校の池田充先生は地元の本校から派遣されていました。木下先生は職員の奥さん、池田先生は職員の娘さんでした。この他入所者の教師が二人いました」

宮古南静園では教員の人材難から、入所者の父と妹が校長と教諭をつとめることになりました。宮古南静園内の政府立稲沖小中学校では、一九五六年三月、教員二人が依願退職し、教員不在となってしまいました。そこで、入所者の家族である校長・下地盛路さんと助教諭・下地浄子さんに就任してもらい、ようやく教育を続けることができました。二人は、南静園入所者の父と妹であり、妹は南静園に入所する兄の存在を赴任後に初めて知ったということにも驚かされます。[15]

江連恭弘（二〇〇五）は、派遣教師もまた被差別の対象であったことを次のように指摘しています。[16]

「子どもたちのみならず、ハンセン病療養所で教育にたずさわること自体が差別・偏見の対象となったことにハンセン病政策の大きな問題が含まれているといえる。それは、子どもたちだけでなく、教師たちにも『ゆがみ』を生じさせることになった」

各都県の教育界内部でも、ハンセン病療養所で勤務することに〝抵抗〟と〝偏見〟が存在しました。たとえば、大島青松園の庵治第二小学校元校長の奥村学さんからの聞き取り（二〇〇六年五月十日）によれば、香川県の教育界では大島にある庵治第二小学校赴任になることを「島流し」と呼んでいたといいます。奥村さんが教頭として大島に赴任する際も、自分は大島出身だと公言していなかったために、まわりの教員から「すぐ高松に戻れるから」と、同情の声をかけられたそうです。また「島流し」といわれた時代には、社会的に疎外された「らい」の子どものために進んで庵治第二小学校への異動を希望した教員は、奥村さんの知るかぎり一人もいないそうです。

11 鈴木敏子『らい学級の記録』明治図書、一九六三年。
12 鈴木敏子『書かれなくともよかった記録――「らい病」だった子らとの十六年――』私家版、二〇〇〇年。
13 藤本フサコ『忘れえぬ子どもたち　ハンセン病療養所のかたすみで・ある女教師の回想』不知火書房、一九九七年、一五頁。
14 森幹郎『証言・ハンセン病　療養所元職員が見た民族浄化』現代書館、二〇〇一年、一〇九頁。
15 沖縄県ハンセン病証言集編集総務局編『沖縄ハンセン病証言集　資料編』二〇〇六年、八一四頁。
16 『ハンセン病問題に関する検証会議　最終報告書』第十三章ハンセン病強制隔離政策に果たした各界の役割と責任　教育界の責任、四〇七頁。

6 派遣教師確保のための「手当」「慣習」

このような差別・偏見の状況で人材難となった派遣教師を確保するために、各地域ごとに「手当」「慣習」がありました。たとえば、星塚敬愛園の星塚分校では派遣教師に対する次のような処遇が配慮されていました。[17]

「分校教師の処遇も職員なみに本俸の六号俸、二四％の危険手当（現在調整号俸）が支給され、希望によっては、職員官舎を利用できるようにした。まだ偏見の根づよく残っていた時期であり、県教育委員会でも、教師派遣にあたっては、職員なみの特別措置を講じた。また園当局でも学校管理と医療関係責任者を任命し、円滑な学校運営を計り、外来教師の控室を事務別館に置いて、たえず連絡が出来るように配慮した」

また、多磨全生園の全生分教室には非常勤身分の派遣教師がしばしば赴任しています。それは天野秋一さんからの聞き取り（二〇〇六年十二月二十四日）によれば、「正規ではない先生も、分教室で四年勤めると正規になって一般校に採用される」という慣習もしくは制度があったからだそうです。これについての法的根拠は確認がとれていませんが、天野さんは複数の派遣教師からその事情を聞いています。事実、非常勤だった教師が全生分教室転任後には正規の教員として一般校に採用されました。

多磨全生園患者自治会編『倶会一処』（一九七九）には、「小中合わせて一一名の派遣教師が二十八年から五十四年まで次々と来たが、教師の資格を持っていながら就職口のない人、産休補助教師として不安定な教職にいた人などが、全生分教室で二、三年辛抱しておれば一般校へ就職させると、教育委員会との約束を得て赴任してきた人がほとんどであった」と記されています。[18]

この件については、天野さんと同じく全生分教室で補助教師をつとめた氷上恵介氏は、ある派遣教師について次のように述べています。[19]

「九月半ばになってSという社会科の先生が来ることになった。S先生は中学の教師の資格をとったものの、社会科教師では東京都ではなかなか就職口を見つけることができず、都落ちをしようという矢先、全生分教室で二、三年辛抱してみないか、そうすれば本校なり希望する学校に戻すという約束で赴任してきたようであった。以後、そういう型の着任の教師が多くて、病む子のため積極的になにかをしてやろうという意欲に燃えた人は残念ながら少なかった」

「(S先生から)『一般の学校では学年末にはなにがしかのお礼が届くものです』とはっきりと寮父母は言われ、当惑しながらも、子どもの肉親や、子どもと同じ県出身者とか、入園が同じ時期だったとかのつながりで子どもと付き合い、可愛がってくれていた人に寮父母は頭を下げてなにがしかの金を集めてとどけたこともある。慰安金や作業賃にしても僅かで、新聞など個人購読できないときのことである。S先生には、『誰もこないのに、来てやっているんだ』という意識が強かったのであろう」

この「S先生」はのちに東京都の中学校で管理職にもなりましたが、転任後は一度も全生分教室を訪れることはなかったと、氷上さんは述べています。

非常勤の身分で教職経験がほとんどない教師が多かったことが問題なのではありません。しかし、これらの派遣教師のなかには〝教職への意欲〟そのものに問題がある場合が多かったのです。『倶会一処』で指摘された「生徒のほうに体を向けず、本校や園幹部にばかり気をつかう教師もいた。遅刻、早退の常習教師もいて、教育以前の問題で無資格の補助教師は口惜しい思いをした」[20]という批判は、当時の個々の派遣教師だけに向けられたのでなく、そのような教師しか派遣できなかった教育行政と本校への批判でもあります。

17 「学園から分校へ」星塚敬愛園入園者自治会編『名もなき星たちよ』一九八六年、二八四頁。
18 多磨全生園患者自治会編『倶会一処　患者が綴る全生園の七十年』一光社、一九七九年、二〇九頁。
19 氷上恵介『感傷旅行』第六章「分教室の生徒たち」より、氷上恵介遺稿集出版委員会『オリオンの哀しみ』（一九八四年）に収録。
20 多磨全生園患者自治会編『倶会一処　患者が綴る全生園の七十年』一光社、一九七九年、二〇九頁。

7「派遣教師」の予防衣、消毒

派遣教師は、予防衣や消毒について、他の職員と同様の規定に従っていました。戦後の分校・分教室時代、派遣教師もまた看護師と同様に予防衣を着て子どもに接し、接したあとはすぐにクレゾール液で消毒していました。予防衣を着ていたのは、「壮健」の先生、つまり派遣教師だけであり、同じ先生でも入所者の補助教師はふだん着のままでした。派遣教師がものものしい予防衣で患者である子どもの教育にあたったことは、「壮健」である教師と患者である子どもの間には越えがたい〝深いミゾ〟があるという、無言のメッセージを送ることにもなりました。

しかし当時は、多くの子どもたちは派遣教師が白衣で教壇に立ち、一日に何度も消毒することを〝当たり前〟のように感じていたそうです。たとえば宮古南静園の池村源盛さん（一九四八年生まれ）は、一九六四年に入所して宮古南静園の稲沖小学校に入りましたが、[21]「教師が予防着を着て授業をやっていたということはありました。授業ごとに、一時間ごとに消毒をしていました。当時は当たり前だと思っていたが、教師が差別に加担していたということでしょう」（二〇〇六年五月十四日、ハンセン病市民学会教育部会での発言）と述べています。

池村さんからの聞き取り（二〇〇六年五月二十五日）によれば、南静園では白衣を「予防着」と呼んでいました。「消毒」というのはクレゾール液で手などを洗浄することであり、職員室前には消毒液が置かれていました。また予防着に加えて、初めのうちは白帽、長靴も教室で着用していたそうです。

星塚敬愛園の山口シメ子さん（一九四七年に四歳で入所）からは、当時の派遣教師とハンセン病の子どもの関係の微妙さを聞かせてもらいました。山口さんは『手紙』（皓星社、二〇〇四）を著していますが、そこで書かれた文章について質問するかたちで聞き取りをしました。その一部を紹介します（二〇〇五年九月十九日、聞き取り）。


「先生は白衣だけでなく、長靴をはいて授業を行なっていた。先生に近寄ると、予防衣やクレゾールの手洗いによってプンとすごく消毒くさかった。先生も子どもに対して一線を引いていて、物理的に近寄って来ることはなかった。先生と手をつなぐなんて、そのころは考えられなかった」

「遠足のときだけは、先生の私服を見られるので、すごく新鮮だった。でも、先生とお弁当を一緒に食べるようなことはなく、お弁当の時間になると先生はスッとどこかに行ってしまった。遠足のときに、ある男の先生と貝をとって一緒に食べたことが唯一心が通い合った思い出だ。先生との間には差別の壁のようなものはあると思っていたが、このときは本当に生徒と教師になれたような気がした」

「グランドづくりでは、先生と生徒の共同作業で一体感が生まれていった。やっとグランドが完成したとき、先生は生徒全員と握手してくれた。初めて健常者と握手したのでドキドキした。健常者の手はこんなに柔らかく湿っていると感じた」

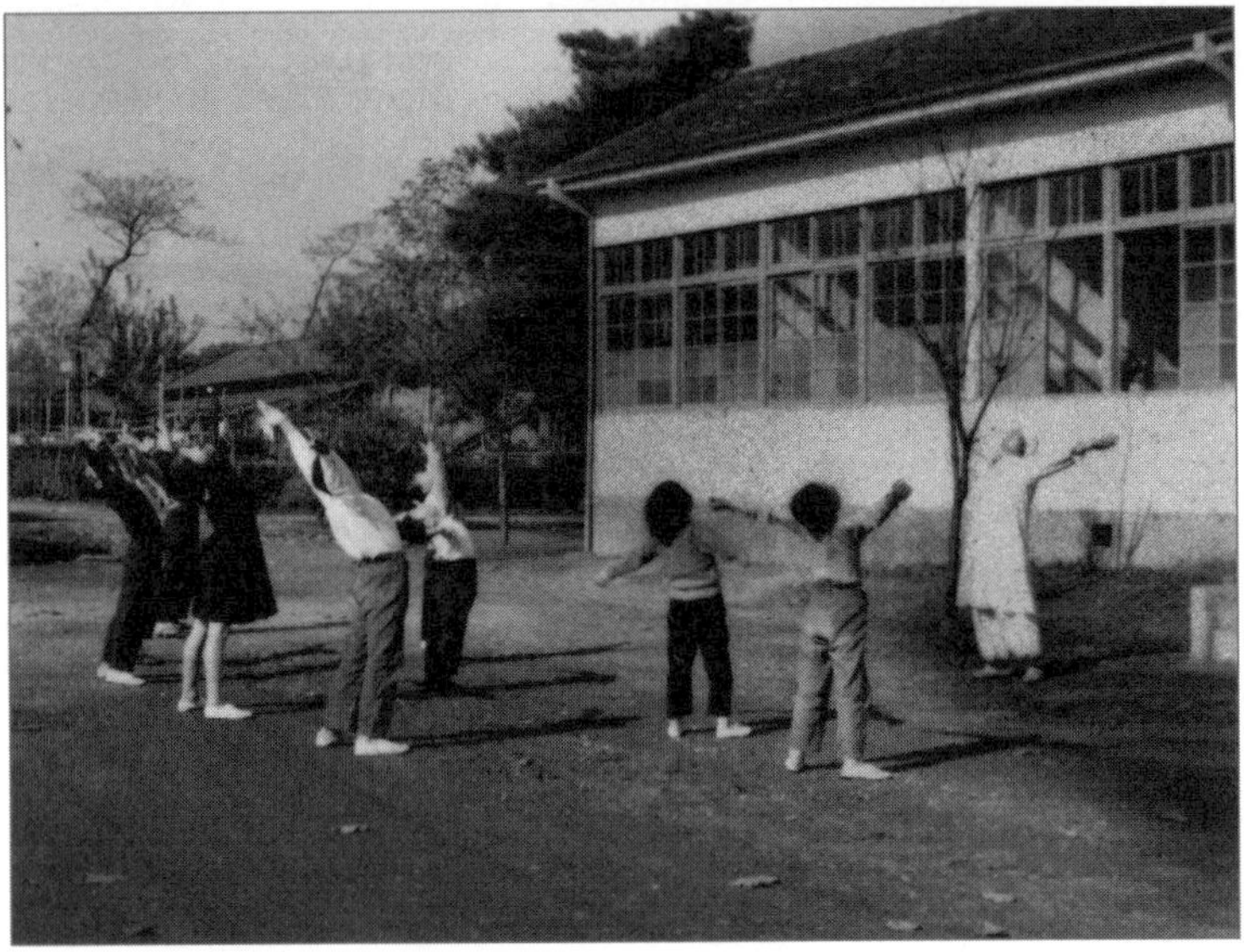

白衣の教師（1960年代）

多磨全生園の全生分教室での体操の様子。“派遣教師”は「予防衣」という白衣を着て子どもに接し、接した後はすぐにクレゾール液で「消毒」することが多かった。白衣と消毒を止めなかったことは、社会の人間とハンセン病者の間には越え難い深い溝があるという誤ったメッセージを子どもたちに伝えることとなった。（ハンセン病資料館提供）

子どもたちは派遣教師の白衣と消毒に対し、内心ではとても敏感でした。しかし、多くの派遣教師は子どもたちから感染する可能性がなかったにもかかわらず、予防衣を着て子どもたちに接し、物品を消毒するなどして、真に〝人間として〟交わろうとはしませんでした。

時には心ない行為によって、子どもの心を傷つけることもありました。たとえば、多磨全生園の自治会七十周年記念誌には、「教諭の中には極端に病気を気にする人がいて、子どもに買い物を頼まれ、受け取ったお金をクレゾール液にひたし、それからガラス窓に貼って乾かした。それを見た子どもはその教諭がやめて行くまで心を許さなかった」という〝事件〟が記録されています。[22] 補助教師だった天野秋一さんは、傷つけられた少年をよく知るだけに、いまでもその教諭を許せない心情であるといいます（二〇〇六年十二月二十四日、聞き取り）。

一方、白衣と消毒をやめられなかった派遣教師の一人として、全生分教室で長く勤務した鈴木敏子さんは、自著で次のように振り返っています。[23]

「私はいくら子供と親しくなっても、白衣と消毒を止めることはできなかった。知ろうともしない無知ゆえに、私もまた隔離政策に加担したのだ。修正主義者であっても、廃止論者にはなり得なかった」

「五三年現行法（注・らい予防法）が制定された当時は、国際的らい常識は隔離不要であった。日本のみが例外的に人権無視の悪法を、患者たちの強い反対運動にも拘わらず成立させた。（中略）もし知っていたら、私は子どもたちが嫌がっていた白い予防服を着ることもなく、彼らが使用した紙幣や硬貨を消毒することもなかったであろう」

鈴木さんが退職後にまとめられた教育実践記録の中で、あえて自身の「白衣と消毒を止めることはできなかった」体験を取り上げた誠実さは評価できます。しかし、自己批判をしつつも、結局は教師としての自己の主体でなく、「らい予防法」に対してより強い批判の矛先を向けています。

私たちは、現代の視点で鈴木さんを批判することの安易さには気をつけなければなりません。しかし、鈴木さんだけでなく、同じ時代のすべての教師が「ハンセン病の子ども」に対してとった、誤った行為は批判されなければなりません。鈴木さんの誤謬《ごびゅう》は当時の教育界に共通のものであり、「らい予防法」が廃止(一九九六年)された時点でも自覚されることはなかったのですから……。

一方、予防衣や消毒の規定にこだわらず、「ハンセン病の子ども」との大らかなスキンシップを取り入れて教育にあたった派遣教師もいました。たとえば、菊池恵楓園の合志分校で学んだUさん(退所者)は、小学四年の終わりに発病して入所し、藤本フサ子教諭に五年・六年の二年間、担任してもらいました。

Uさんによれば、藤本先生は白衣こそ着ていましたが、子どもとのスキンシップを大切にし、とても愛してくれたそうです。とくに「修学旅行に行ったとき一緒に雑魚寝《ざこね》した」ことは温かい思い出として記憶され、いまでも藤本先生に教わったことを「感謝している」と語ってくれました(二〇〇六年十月十四日、聞き取り)。

また、天野秋一さんによると、全生分教室の小学校では職員室の出入りも禁止され、派遣教師の白衣や消毒が徹底されていましたが、ある時期の中学校の派遣教師は職員室の出入りを自由にし、生徒を自宅に招くこともあったそうです(二〇〇六年十二月二十四日、聞き取り)。

21 池村氏は一九六四年に十八歳で入所したが、宮古南静園内の稲沖小学校の五年生となった。それは、終戦後の混乱期に池村氏は学校に行くことができなかったためである。
22 多磨全生園患者自治会編『倶会一処　患者が綴る全生園の七十年』一光社、一九七九年、二〇九頁。
23 鈴木敏子『書かれなくてもよかった記録――「らい病」だった子らとの十六年――』二〇〇〇年、一六～一七頁。

【二】戦後ハンセン病療養所における「子ども」の生活

戦争が終わっても、依然として「癩予防法」が継続（一九五三年にらい予防法に「改正」）したために、癩療養所に大きな変化はありませんでした。終戦や新憲法制定は、癩療養所の在り方を変える契機とはなりませんでした。子どもたちの生活も、第一・二章（戦前・戦中期）で述べたような状況がつづきました。

本節では、第一・二章で詳しく触れることのなかった少年少女舎での集団生活、そして医師からも受けた「差別」という点に絞って、戦後の療養所の子どもたちの置かれた状況をみていきます。

1 少年少女舎での集団生活

星塚敬愛園のOさんからは少年寮の「寮父」をした経験を聞かせてもらいました（二〇〇五年九月十九日、聞き取り）。

一九四九年（昭和二十四）、Oさんは自治会役員から「子どもたちの面倒をみてくれ」と頼まれ、二十四歳で少年寮の寮父になりました。当時の子どもたちは、寮父を「お父さん」、寮母を「お母さん」と呼ぶ慣習だったので、まだ若かったOさんは「お父さん」と呼ばれることがとても恥ずかしかったそうです。しかし、子どもたちは「お父さん、お父さんと呼びたくて仕方ない」ようでした。家族や故郷から切り離されて寂しいはずの子どもたちに寮父として接し、Oさんは感心することしきりだったそうです。

「一年生も二人いたけど、私がみるよりも中学三年の子どもが全部みようとするんですよ。立派ですよ。中学三年の子がしっかりしていて、リーダーシップがあった」

「子どもが泣く場面をみたことがない。いじめる場面をみたことがない非常に素直なんですよ。本当は親からの手紙が来ないとか、寂しくてやりきれんとかあったでしょうが、そうしたことを私に述べたのはいないんです」

家庭的な温かさ、精神的な安定を得ることができず〝フラストレーション〟を抱えていたはずの子どもたちですが、低学年の子どもたちも厳しい生活の中で自立しなければいけない、弱音をはいてはいけないと、けなげに耐えていたことがわかります。

しかし、「お父さん」のOさんに対しては、低学年の子どもたちは甘えずにいられませんでした。

「晩は小学一年生の二人の子を抱いて寝るんです。子どもたちは父親とか一種のあこがれがあるんでしょうね。抱きついてくるんです。ところが晩はションベンを引っかけてくるんですよ」

子どもたちのこの「けなげさ」については、多磨全生園で戦後「寮父」をしていた鈴木順さんも、Oさんと同様の見解を述べています。[24]

「なつかしい父母の膝下を遠く離れて、ひとり療養所へ来ている子供たちは涙を見せない。子どもたちはみんな小さい胸に、押え押えしていた郷愁が爆発して、いっせいに大声で泣き出すかもしれない。しかし誰も泣き出す者がいない。みんな歯を食いしばって頑張っている」

子どもの立場からは、邑久光明園のMさん（一九四八年に十三歳で入所）が、次のように語ってくれました（二〇〇六年九月十九日、聞き取り）。

「十五畳に八人の寮生活をしていた。家族と別れて寂しいという気持ちはあったが、みんなそうだから我慢して口は堅かったんよ。お互いにつらいとか、寂しいとか決して言わんかった。故郷のことやら、『何人きょうだいいるの？』と聞くくらいで。家から荷物来ても、こそーっと隠れて。いろいろ家が都合があって送って来ない人もいるから」

24　「園の子供たち」堀田善衛・永岡智郎編『深い淵から』新評論社、一九五六年。

②「医師」からも受けた差別

本項では、最も「ハンセン病の子ども」を理解し、支援すべきはずの療養所の医師が、戦後においても子どもたちの心理ケアを怠り、差別する側にいたことを示す事例からみていきます。

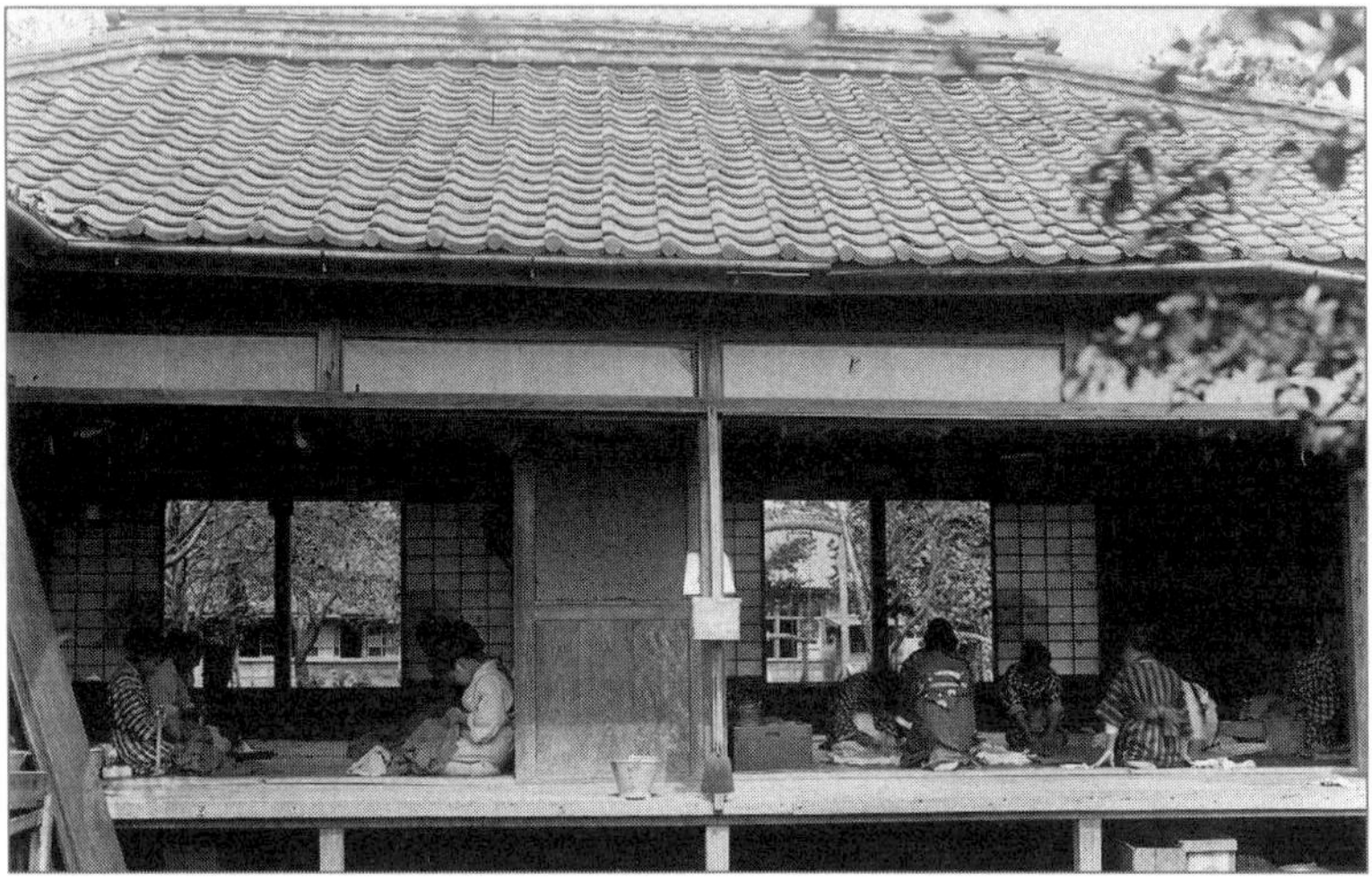

少女舎の百合舎（1923 年）
この写真は戦後ではなく、大正期の全生病院（現・多磨全生園）の百合舎と名付けられた少女舎。下は 5、6 歳から、上は 15 歳前後の子どもたちが、入所者の寮母のもとに共同生活していた。（ハンセン病資料館提供）

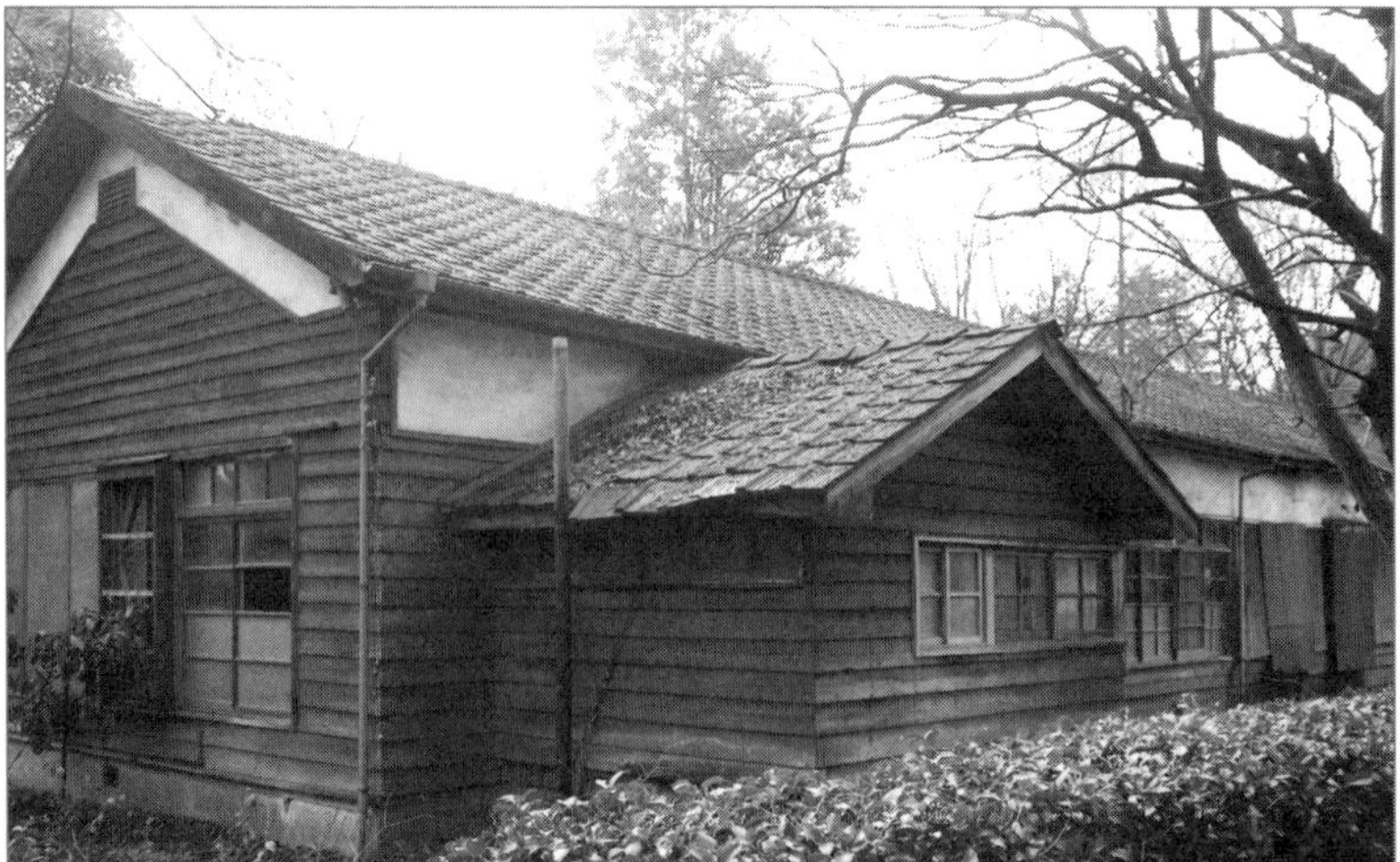

現在の少年少女舎あと
少年舎と少女舎は別棟だったが、療養所に入所する子どもが減少してからは、真ん中を仕切り同じ建物を使っていた。1952 年（昭和 27）に建て替えられたこの旧少年少女舎は老朽化が著しい。歴史的遺産として修復・保存できないものだろうか。（筆者撮影：2010 年 2 月）

はじめに留保すべき点は、医師のすべてが差別の側にいたのではないこと、差別した医師も時には患者・入所者の立場になって尽くすこともあるということです。しかし、以下のような事例は、癩療養所における医師の〝人権意識の欠如〟を端的に示し、癩病の専門家の態度が、療養所内だけでなく、社会にも大きな悪影響を与えたことを十分にうかがわせます。

【医師の対応が生んだ〝健常者〟へのコンプレックス】

元・長島愛生園の川島保さん（一九三三〜二〇一四）は、「ハンセン病と人権」と題する講演（二〇〇四年二月十九日）で、少年時代に医師から受けた〝心の傷〟について、次のように語っています。[25]

「私が、人間の尊厳を傷つけられたと感じているのは、十一歳で園に入って十三歳ぐらいの時だったと思うのですが、同室の人が四十度ぐらいの熱が出た時、お医者さんの往診を頼んだら、お医者さんと看護婦さんが大きなマスクをして帽子をかぶって白衣を着て、長靴をはいて来たのです。私たちは病人の枕元へ座ってお医者さんを迎えたら、廊下まで来て、どうしても上がろうとしないのです。そしたら、古新聞を廊下から病人の枕元まで敷いたら長靴で上がってきた。私はその時、本当に『お前達は人間じゃないぞ』と言われているような気がした。その時から職員や看護婦さんや一般の健常者の人たちに心をどうしても開くことができなくなったのです。その後、野球をやるのですけど、（健常者と）野球をしても握手した覚えがない。最後に握手をするのがならわしだけど、そういう経験がなかったですね。どうしても健常者に心を開くことが出来なかった」

十三歳の川島さんが抱いた「健常者」へのコンプレックスは、人間不信につながり、その後の社会復帰を困難にさせたことは想像に難くありません。

医師がハンセン病の子どものためにすべきことは、病気の〝治療〟とともに差別によって生じた心的外傷（トラウマ）の〝ケア〟であるはずです。体と心を癒してくれるはずの医師による差別は、子どもたちに大きな心理的ダメージを与え、その後の人生にも暗い影をおとしたのは確かです。

25　大阪府貝塚市地域人権協会主催　ふれあい人権文化のつどい人権講座　第2講「ハンセン病と人権」、二〇〇四年二月十九日。

【見学者への〝病態見本〟にされた子どもたち】

多磨全生園の冬敏之さんはハンセン病国賠訴訟東京地裁での証人尋問で、医師である園長が園内の子どもたちの心理にも人権にも配慮せずに、子どもたちを見学者への「病態見本」にしていた事実を告発しています。当時のハンセン病の子どものおかれた状況と、隔離収容を進めた側の代表者である癩療養所園長（医師）の意識が象徴的に表れている歴史的証言です。

「一九五〇年（昭和二十五）一月中旬の頃です。前の年の暮れに降った雪が、築山の北の斜面に残る昼下がり、霜解けのぬかるみを歩いて、二〇名を越す白衣の医学生たちが、園長に先導されて学園にやって来ました。教室には、新制中学の一年から三年までが一四人いて、一人の患者の教師が一種類の教科書で教えていました。

学園は土足厳禁で、玄関には、消毒済みの職員用のスリッパが用意されていましたが、いつも園長はそれを無視し、土足のまま上がって来るのです。その日も、泥長靴で多くの見学者が来たので、廊下も教室も泥だらけになりました。この病気にとって手を冷やすのは厳禁でしたが、後の掃除は患者の先生と生徒が、冷たい水で雑巾を濯《すす》ぎ、何回も何回も床を拭くのです。

担任の教師に授業を中止させ、教室に入って来た園長たちは、私やY君のいる所まで真っすぐにやって来ました。病気の重い子どものほうが、学生への説明には、より適していたからでしょう。そして、園長は、何の断りもなくY君の不自由な右足を掴《つか》み、ぐっと持ち上げました。痩せて小さかった彼は、危うく椅子から転がり落ちそうになりました。園長は一通りの説明をすると、学生たちを促し、白い手袋をはめさせ、Y君の体のそこかしこに触らせるのでした。

やがて、園長は私の所へ来ました。そして、一人の学生を手で招きました。『さっき質問をしたのは君だったね。もう一度言ってみ給《たま》え』『はい、獅子らいとはどのようなものか、教えて頂きたいのであります』と、その学生は緊張して答えました。『そうだったね。これ、この子がそれだ。別名ライオンフェイスともいうが、顔に出来た結節によって、ライオンのようになるんだ。男でも女でも、らい腫型はみんなライオンフェイスになる』と、園長は、確信に満ちて答えました。そして、学生たちは、これまでの学生と同じように、私の顔や頭の皮膚や傷跡を引っ張ったり、つまんだりしました。

私は、丸太ん棒で頭を殴られたように感じていました。『獅子らい』と『ライオンフェイス』という二つの言葉が、熱くなった頭の中を、ぐるぐる回っているのでした。二つの言葉とも、初めて聞くものでしたし、忘れ難いほど強烈なものだったからです。

それからどうしたのか、記憶はありません。私は、猿から鷲になり、とうとうライオンになってしまいました。園長は神のような存在です。全生学園の学園長でもあります。その人から『お前はもう、人間ではない』と宣告され、十四歳の私は打ちのめされました」

このような非人道的・反人権的行為が社会的なステータスの高い園長によってなされたことは、日本のハンセン病史に史実として記録されなければなりません。冬さんはこの屈辱の記憶に生涯苦しめられ続けました。

「このときに味わった苦痛と悲しみは、私の心に深い傷として残りました。それ以後、五十年も経った現在もなお、私は夢でうなされるのです。心に受けた大きく深い傷には、時効も除斥《じょせき》期間もありません。うなされた日に襲い来る家出と自殺の誘惑に、私は死ぬまでたたかわなくてはならないのです」

【不適切な治療と〝作業〟による病状の悪化】

邑久光明園のYさん（一九四九年に中学二年生で入所）からは、入所してからの中学時代の心の痛みを聞かせていただきました（二〇〇六年九月十八日、聞き取り）。

Yさんは「中三になったら（故郷の）学校に戻らにゃならん」、「高校に行きたい」という希望をもっていました。「一年で治したい」という一心で、「一生懸命学校に行き、一生懸命治療に行く」生活を続けました。あるとき、友だちが「プロミン打ったらいいよ」と教えてくれました。当時プロミンは「特効薬」ともいわれ、新しいこの薬剤の使用により、劇的に症状が快復した人もいました。

Yさんも医師にプロミン治療をたのみました。プロミンの注射では液が血管になかなか入らず、とても痛かったのですが、Yさんは看護師に「どうしても打ってくれ」と頼み、プロミン治療の効果に期待しました。

ところが、Yさんの場合はこのプロミン治療の副作用で、逆に病状が進行してしまいました。「手も悪うなった」(手が変形した)にもかかわらず、「男の子の分まで洗濯せんならんかった」ことがとてもつらかったそうです。「昔だから、洗濯板でガシガシやる」という作業は、「夏ならまだいいですよ。冬の寒いときのつらさ、あの苦労だけは私よう忘れません」という過酷さであり、「悪い手がよけい悪くなりましたよ」という結果を招いてしまいました。

Yさんの事例は、「らい予防法」にもとづいてハンセン病を唯一治療することができる場であった国立ハンセン病療養所が、治療・療養よりも「隔離」に重点を置いていたことを示しています。適切で慎重な治療がなされ、「患者作業」を縮小・撤廃して療養環境を整え、栄養の十分ゆき届いた食生活を送ることができれば、少女の描いた「高校に行きたい」という平凡な夢は実現できたはずです。Yさんはその後、故郷に戻ることも高校に進学する夢もかないませんでした。

「中三のとき、父親が腕時計をおくってきてくれたんですよ。(高校入試を)あきらめておったからね。『お前が生きて帰ってきたら、ミッションスクールだって、大学だって、どこだってやってやったのになあ』と涙の手紙が来たんですよ。ミッションスクールいうのは、駅二つほどのところにあるんですけど、そこの学校がハイカラやったから憧れてたんですよ」

第五章　戦後も変わらなかった教師たち

——戦後における教育界の加害責任

十二歳で私はこの病気になりました。
小学校の学校で身体検査でわかったのです。もう完全な強制収容でした。
園に着いて私は一番最初に真っ裸にされて、消毒された。（中略）
もう真っ白い風呂の中にクレゾールいうんですかね、
あれの中へ入れられて、体がヒリヒリするような、
そういうことをされました。昭和二十七年のことです。

（二〇〇一年「ハンセン病問題の最終解決を進める国会議員懇談会」にて）

千葉龍夫

【二】継続した学校からの排除と差別

新憲法・教育基本法をうけて、個人の尊厳を重んじ、真理と平和を希求する人間の育成を期する「民主教育」が発足しました。「新教育」の理想を掲げた教師たちは、さまざまな民間教育団体を結成し、民主教育の実践を切磋琢磨し合っていきました。

しかし、新憲法下の文部行政も、戦後誕生したさまざまな民主教育勢力も、理想に燃えた民主的教師たちも、残念ながらハンセン病の子どもの状況に関心を寄せ、その教育を改革しようとはしませんでした。

1 戦後も継続した学校での「らいの発見」

戦前の「無癩県運動」は、一九四八年（昭和二十三）ごろから保健所を中心に「第二次無癩県運動」へと発展し、強制収容はいっそう進みました。戦後民主化された学校も、この無癩県運動の中に組み込まれていきました。そして、戦前と同等以上に定期健康診断・身体検査で「らい」の子どもの発見と収容に協力することになりました。

たとえば、元・長島愛生園の千葉龍夫さん（一九四〇〜二〇〇四）は、「ハンセン病問題の最終解決を進める国会議員懇談会」（二〇〇一年五月十四日）において国会議員を前に、次のように「子ども時代」のできご

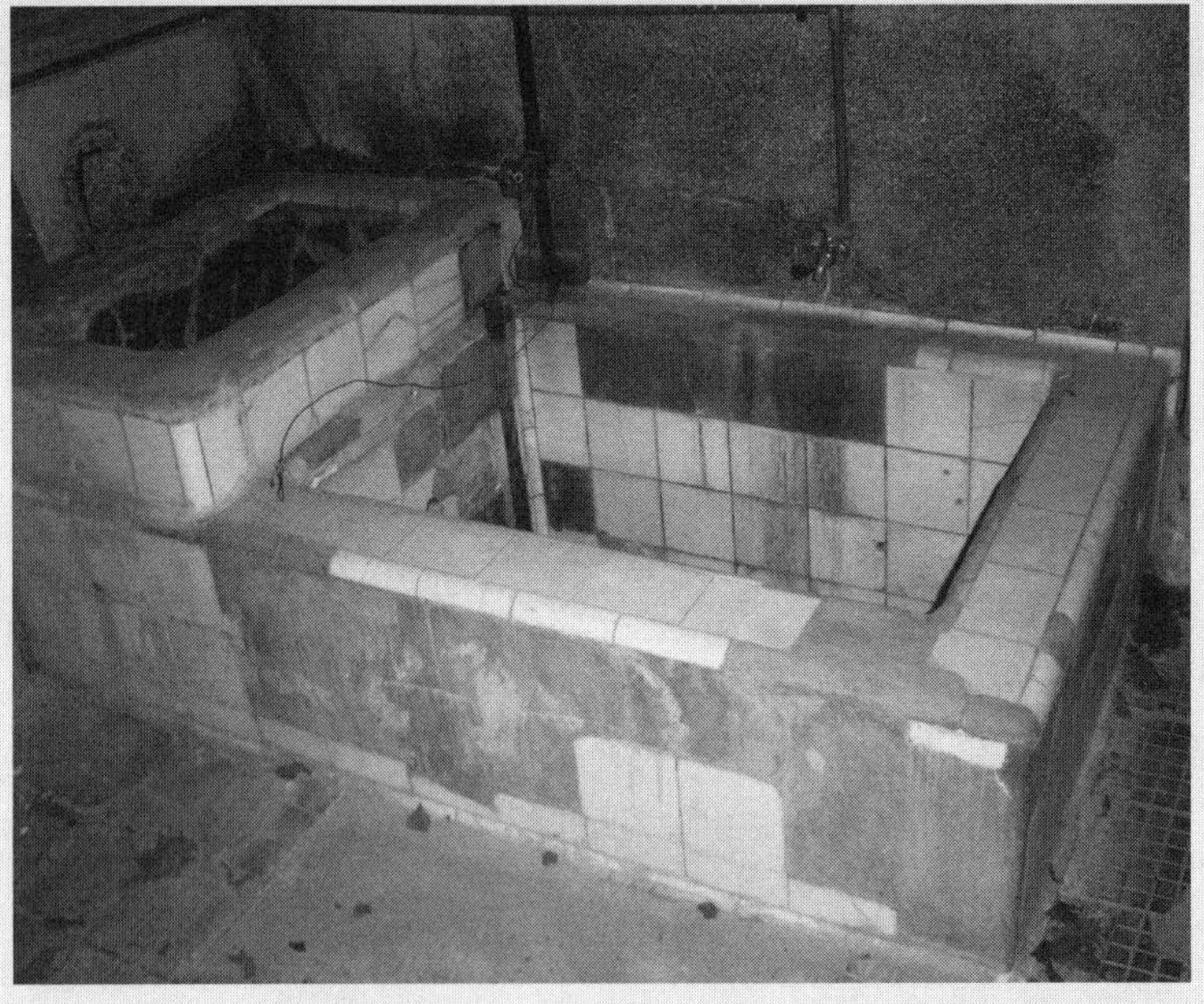

消毒風呂

長島愛生園の旧収容病棟内に現在も保存されている" 消毒風呂 "。医学的にも不要であったことはいうまでもない。身体検査で教え子のハンセン病を発見・通報し、療養所に送った教師たちは、教え子がこのような惨い体験を強いられたことを知っていたのだろうか。(筆者撮影:2005 年 9 月)

とを語っています。

「十二歳で私はこの病気になりました。小学校の学校で身体検査でわかったのです。もう完全な強制収容でした。十二歳のときですから、自分がどういうふうになったかっていうことは、解らないんですよね。自分がどういうふうにされるか。園に着いて私は一番最初に真っ裸にされて、消毒された。もう真っ白い風呂の中にクレゾールいうんですかね、あれの中へ入れられて、体がヒリヒリするような、そういうことをされました。昭和二十七年のことです」

多磨全生園を退所した森元美代治《もりもとみよじ》さん（一九三八年生まれ）も、学校の身体検査で発病を「発見」され、収容された一人です。森元さんは、ハンセン病違憲国家賠償訴訟の東京地裁における証人尋問で、次のように語っています。[1]

「一九五二年（昭和二十七）、中学三年生の時、体育の時間に炎天下で野球をし、顔の病魔におかされた部分が真っ赤に燃え上がり、たまたまその日の身体検査で校医により『ハンセン病』と診断され、国立奄美和光園に隔離入所させられました。自宅に校医が夜遅く村人が寝静まった頃にきて、『療養所に入る以外に治療を受ける方法はない。ただちに入所させなさい』と通告された夜、その場で泣き崩れていた母の姿をはっきり思い出します」

森元さんの場合は医師がプライバシーを配慮していることがうかがえますが、一方で消毒によって一家のプライバシーが侵害され、学校で差別を受けて転居を余儀なくされた例も多々あります。たとえば、星塚敬愛園のAさん（一九二九年生まれ）は、第三回「ハンセン病問題検証会議」で次のように証言しています。

「昭和二十三年に父親が亡くなった後で家族検診が行なわれ、役場の係員が家の消毒を行なったことから、家族は引っ越しを余儀なくされている。隣近所の態度の変化と娘の学校での差別に耐えられなくなった母は、ついに家を捨て、隣の町に移転しました」

邑久光明園のWさん（一九四九年に中学二年生で入所）も、学校の身体検査をきっかけに入所しています。当時の状況や気持ちを聞かせていただきました（二〇〇六年九月十八日、聞き取り）。

Wさんは発病はしていたものの、それを気づかれないように気をつかいながら中学校生活を送っていたそうです。ところが、中学二年の春、身体検査で「ハンセン病」であることを校医に診断され、学校にいることができなくなってしまいました。学校が大好きだったWさんは、身体検査の日に「父親が（身体検査があるので登校は）『やめとけ』と言ったけど、『いや、行く』って出かけた」そうです。その日、いよいよ身体検査で「らい」が発覚しました。

「あの時分、もうここら斑紋が出てたしね、おかしいと思われたんでしょう。すぐ保健所に連絡が行って。で、保健所の人が会いに来られて、『Wさん、こっちに来て』といわれたら、それこそ大学病院に行ったときと一緒、針やら刷毛やらつついたりされて。『ああ、いよいよ分かったなあ……』って」

「泣きながら家に帰ったけど、親にいうたら親が泣くから黙ってたんですよ」

その身体検査の日以来、Wさんは学校にはいっさい行っていません。学校の担任教師は当然校医や校長からWさんの発病を知らされたはずです。しかし、その後、担任としての励ましや別れの言葉、手紙などはまったくなかったそうです。また、身体検査の少し前、Wさんが中二になってすぐのころ、社会科の教師が二度も「らい療養所」について生徒たちに話をしたことが強烈な記憶として残っているそうです。

「ここ（療養所）の話をしたんです。そこにらい病の人がいて、一つの社会ができていると。私はそれを聞いてものすごくいやがったんですよ。私のこと行けといわんばかりに話していると」

「いまにしてみたら、知ってたんじゃないか思うんですよ。売店もあるし、郵便局もあるし……という話から。私に話すために言ってたんじゃないかと。本当にあのときいややったんです」

——一九九九年七月十三日　東京地方裁判所第一回口頭弁論（村上絢子・記）

2「教師」からの差別

身体検査をして子どもを療養所に送り込んだ教師も、療養所に収容されることになった教え子を励まさなかった教師も、子どもの心を傷つけましたが、自分では差別をしたつもりはないかもしれません。しかし、明らかに教師が「ハンセン病の子ども」「家族がハンセン病の子ども」を差別した事例も数多く挙げることができます。

たとえば、長島愛生園のTさん（二〇〇五年十二月時点で七十四歳）は、昭和二十三年ごろの話として、父の発病によって周囲から差別されていた妹さんが担任から〝登校を拒否〟された事実を語ってくれました[2]

（二〇〇五年十二月二十六日、聞き取り）。

「妹が新制中学一年のとき、友だちが妹に手紙をもってきた。その茶封筒の中には、先生から『学校に来なくていい』と書いてあった。妹が休んだ日に、学級会で話し合ったようだ。その友だちは先生からことづかってきた。妹は中学を卒業することができなかった。妹はかなり差別された。（農作業では）病気だから勺《しゃく》を手で握れないと、人糞の汲み取り作業も手でやらされた。この前、その妹から電話があり、二、三年前にあの学校の先生が亡くなったと伝えてきた。妹は発病していない。らい家族だから終戦後も苦労した。いま、七十一歳。私と三つちがいだ。義務教育の時代にもかかわらず、妹は中学三年で『卒業』にはなっていたが、『卒業証書』はもらっていない。もしかしたら発行していないのかも。それについては、訴えたほうがいいと思ったが、母親は『親戚などに迷惑がかかる』といって思いとどまった。泣き寝入りすることになったのだ。妹は、その先生が死んだことをずっと覚えているくらい、妹にとっては、きつい思い出だったのだろう」

担任教師から「明日から学校に来なくてよい」といわれた事例はしばしば聞きます。これは「伝染病」を理由とした出席停止の措置であるので、子どもに納得にいくように説明し、治療後の学校復帰に希望をもたせ、励ましを与えれば、本来は問題があるわけではありません。ところがこの場合は、「父が発病し、長島愛生園に入所していた。父はすでに亡くなっている」というだけのことであり、出席停止にはなり得ません。また、その根拠が「学級会で話し合った」ことにあるというのですが、これは集団による合理性を欠いた個人の排除であり、完全な〝いじめ〟の構造です。

親がハンセン病となって療養所に送られ、物心両面で苦労している教え子に対して、この教師がとった行為は、「差別」以外の何ものでもありません。いまからでもその学校と管轄の教育委員会は、Tさんの妹さんの卒業証書を発行するべきです。

宮古南静園の『創立七十周年記念誌』（二〇〇一）によれば、宮古南静園を退所した嘉数シゲさんのお子さんは、学校で「クンチャーの子」という差別語で呼ばれていじめられました。「クンチャー」とは沖縄の方言であり、ハンセン病への差別性が強い蔑称です。しかも、担任教師は嘉数さんが抗議するまで、教室で息子さんの座席を皆から離して別にしていました。[3]

「自分の子どもたちが学校でどんな仕打ちをうけているのかをこの目で確かめるため、長男の授業中の教室に乗り込みました。目にしたのは、自分の席にいるはずの我が子は教壇のそばに坐らされていました。『クンチャーの子とは坐らない。同じ教室では勉強しない、と生徒達が嫌がるので、何とかしなければと考えていたところを、お母さんに見つかってしまいました。申し訳ありません』と先生は謝りましたが、我が子の惨めな姿を目にした私は、目の前が真っ暗になって『わたしは、病気は治り退園しているのに、何故わたしの子どもがこんな目に遭わなければならないのか。あんたも生徒たちと一緒になっていじめているに違いない、校長に話し教育委員会で問題にする』と、くってかかりました。先生は泣いて謝り、『必ずいいようにしますから』と約束しましたのでその日は帰りました」

『癩予防法に依る被害実例』（一九五二）からは、学校に関連する被害実例として、次の二例を挙げることができます。[4]

「私が癩を患ったという理由で、父は村役場勤務を辞めさせられ、姉も小學校を退學させられた」（十八歳。一九四六年入所、女性）

「昭和二十五年秋頃、突然衛生係と保健所職員数名」が、「學校の校庭に自動車を乗り入れて校長に面談を求めた上、（自分の）子供に検診を行なった」。「それ以来、學校内に於ける教員の冷淡な行為と、子供達の軽蔑には耐えられなく、日毎に浮浪性をおびてくるのみ」、「転校も止むをえない状態になり、汽車で通學するA町へと行かせた」（四十八歳。一九四三年入所、男性）

また、ハンセン病問題に関する検証会議の「被害実態調査報告書・国立療養所入所者を対象とした調査」[5]でも、戦後も頻発した学校での生々しい「差別」の事例を見ることができます。

「学校でも生徒のみならず教師からもみはなされた。自分だけ席を遠く離された。家庭科の授業に参加できない。（教師からの指示で）高等科へも進みたくてもできなかった。自宅前を同級生が口と鼻をふさいで走って通ったり、通り過ぎてから差別語を吐かれたりした。近所づきあいもぱたりとなくなった」（一九五一年入所、女性）

「子どもの頃から目が悪かったが、先生に、前のほうに座っていたのに一番後ろに座らされた。病気のせいだと思う」（一九五三年入所、男性）

――これらのさまざまな被害実例は、戦後民主教育期においても、教育現場でハンセン病の子どもに対する明白な差別、人権侵害が存在していたことを示しています。戦後「民主教育」は、「革新性」（人権尊重の理念）と「保守性」（癩患者への人権侵害）を両有していました。

一般に、学校で起きる〝いじめ〟は、子どもたちのいじめを教師が食い止められなかったという構図で生じますが、ハンセン病の子どもに対する学校での差別には「教師」が明らかにいじめに〝加担〟している場合が多く、むしろ教師自らが差別を先導し、いじめを誘発・拡大したという傾向があります。この明白な「差別」に対する学校現場の自己批判の声を、わたしは一度すら聞いたことがありません。

2 ハンセン病市民学会教育部会交流集会での聞き取り調査（二〇〇五年十二月二十六日）長島愛生園入所者 近藤宏一さん「愛生学園の生活と青い鳥楽団 そしてわたしのふるさと」の記録 文責・江連恭弘。

3 嘉数シゲ「学級迫害」宮古南静園入園者自治会編『創立七十周年記念誌』二〇〇一年、九五〜九六頁。

4 癩予防改正促進委員会編『癩予防法に依る被害事例 強制収容・懲戒検束等の實態』一九五二年、出典は東京都教育庁生涯学習スポーツ部編『人権問題への理解を深めるための資料集』、五三〜五四頁。

5 ハンセン病問題に関する被害実態調査報告書 国立療養所入所者を対象とした調査（第1部）1 入所前の発病にともなう被害。

③ 本校から「分校・分教室」への差別

療養所内の「分校・分教室」とは、療養所外の「本校」があっての存在です。しかし、分校・分教室は、本校や近隣校との交流はまったくなかったといえます。

たとえば、星塚敬愛園の山口シメ子さん（一九四七年に四歳で入所）は、著書の中で「私は療養所内の分校で小学校も、中学校も終えましたので、とうとう、本校の校歌も制服、校章も知りませんでした。もちろん、本校に行くことなど許されるはずもなく、どこにあるかも知りませんでした」と記しています。[6]

邑久光明園のMさん（一九四八年に十三歳で入所）は、本校の先生と会う機会は、「卒業式に本校の校長が来ることぐらいだった」と語っています。しかも、その校長の「すごいかっこう」にMさんは心底驚き、屈辱を感じたそうです（二〇〇六年九月十九日、聞き取り）。

「卒業式になると虫明の本校いうんかな、校長先生ら来られて、教育委員とか。ずらっと並んで、すごく消毒の臭いプンプンした。長靴の上に袋をかぶせていた。本当にびっくりしたんよ。そんなすごいかっこうしないと来れんのか、なんちゅうかっこうしてるのか。あんなかっこうして祝ってもらわんでもええわと思った。うちらの先生だけで送ってくれるほうが気分がいいわ、と」

本校の教師たちは、分校・分教室の子どもたちに対し何の働きかけもしなかったし、差別することさえありました。たとえば、多磨全生園の全生分教室では、本校から次のような差別を受けました。

補助教師であった天野秋一さんは、一九六七年（昭和四十二）ころに本校が運動会への「招待」しようと申し出があった際、本校側の無理解に改めて屈辱を感じたと述べています（二〇〇六年十一月二十六日、聞き取り）。このことを手記「小・中学校全生分教室の補助教師としての体験」では、次のように記録しています。[7]

「一九六七年頃、本校から運動会に招待されました。本部席の脇に席を作るからとの話でしたが、お断りをいたしました。その訳は、私どもは自由に見学できるものと思っていたら、特別席を設けるからあまり出歩かないでほしいとの話でした。こんなところにもまだまだ差別があるのだと思い知らされました。分教室の生徒は健常者と見分けはつかないのに、本校ではまだまだ理解されていなかった」

また、天野さんは「生徒は勉強もよくやり、よくできたが、本校では点数をくれませんでした」(二〇〇二年、東村山市立青葉小学校での講演)と述べています。これは全生園の中学生は一般の高校受験をしないので、「内申点」を低くしてそのぶん本校の生徒を〝底上げ〟したという意味です。具体的には五段階相対評価で、「5とか4は本校の生徒に取られてしまいます。全生園の生徒が、だいたい2か3です。一番成績のいい生徒だって3しかもらえない」(二〇〇六年十一月二十六日、聞き取り)という内申成績への差別でした。

卒業して長島愛生園内の邑久高校新良田分教室に進学した生徒の内申成績は実際の学力よりもずっと低く抑えられていたので、あるとき邑久高校の先生が「全生園から来た生徒は成績がいいのに、内申書の成績が悪いのはいったいどうしてなのか。ちゃんと評価しているのか」と全生分教室に問い合わせてきたそうです。天野さんらが事情を説明すると、高校の先生は岡山から上京して、直接本校の中学校に抗議に出向いたそうです。

また、全生分教室の派遣教師だった鈴木敏子さんは、「全生の作文は暗い」という理由で本校(東村山町立秋津小学校)の文集から削除したことに抗議したという記録を残しています。[8]『書かれなくともよかった記録』(二〇〇〇)によれば、一九六四年(昭和三十九)三月、鈴木さんは本校の校長に呼ばれ、「市の教育委員会から、全生の作文は暗いから、本校の文集には、載せないほうがいい、と言われたんですよ。だから、来年から載せません。そっち(分教室)でも出してるんだからいいでしょう」と告げられました。

そうした経緯もあってか、翌年度の「文集」では分教室の子どもたちの作文は掲載されませんでした。一九六五年（昭和四十）二月、本校の国語の研究授業後の研究協議会で、鈴木さんはこの「文集問題」を全体の場で問いただしました。すると校長は、「出張所の指導主事から強い指導がありました。全生のは異質だから、本校とは別にせよ、と言われたので、そうしたのです」と答えました。他の教員からは「職員会議の問題として考えるべき」という発言がありましたが、結局、翌年度の本校文集はいままでのように全生分教室の作文を別枠にしないで、「本校の各学年の中に組み入れてしまって、分からないようにして載せる」というかたちになりました。[9]

6 山口シメ子『手紙 ハンセン病元患者と中学生との交流』皓星社、五六～五七頁。
7 天野秋一「小・中学校全生分教室の補助教師としての体験」『ハンセン病療養所における子どもの生活・教育・人権の歴史――国立多磨全生園を中心に――』（一九九九年）第Ⅲ部「多磨全生園における子どもたちの教育と学習」に収録、一一〇頁。
8 鈴木敏子『書かれなくともよかった記録』二〇〇〇年、六六、八七～九二頁。
9 前掲書、一〇一頁。

④ 入学拒否事件（高校・盲学校）

『生き抜いた！』[10]（二〇〇三）、『ハンセン病回復者手記』[11]（一九九九）によると、沖縄本島のある県立高校は、一九五九年（昭和三十四）に沖縄愛楽園出身生徒の「入学」を不当に拒否しています。入学拒否された中学生は発表の翌日にその県立高校を直接訪ね、校長に「受け入れない理由は何か教えてください」と訴えました。すると校長は、「ハンセン病は天刑病《てんけいびょう》です」と答えたといいます。

この高校では翌一九六〇年（昭和三十五）にも沖縄愛楽園出身のハンセン病回復者の生徒を入学拒否し、問題になりました。不合格にされた二人の生徒の学習成績、内申点はその高校の合格基準に十分達していました。

前章で述べたように、沖縄愛楽園入所者は、一九五一年（昭和二十六）に学園が「琉球政府立」となったことを大変に喜んでいました。しかし一九六五年（昭和四十）、愛楽園自治会は「澄井小中学校の校名変更の要望書」を園長と学校長宛てに提出するに至りました。

これは、沖縄・宮古では「政府立」だったことから、校名から療養所内の学校であることが明らかであり、そのために県立高校から入学拒否される事件が続き、就職の際にもこの校名によって差別された事例があったからです。「分校」ならば書類上は本校名の届けですむので、療養所にいたことを隠すことができるという趣旨です。

要望書の一部を紹介します。

「澄井校の児童生徒が進学、就職で障碍《がい》になると苦にしている澄井校卒業生という名義を何らかの方法で支障の起こらないものに変えて児童やその父兄が安心できるようにさせてください」

「分校制度か又は出身校に籍を置いて、学校名を解消してください」

さらに、ハンセン病によって失明した社会復帰者の盲学校入学が拒否された事件もありました。中原弘さん（一九三二〜二〇一〇）は、ハンセン病国賠訴訟・東京地裁の証人尋問（二〇〇〇年九月十二日）で「盲学校入学拒否」の経緯を次のように証言しています。

「静岡県立盲学校に入学願いを出したら、最初はＯＫだったのに、『らいは治らない』という偏見をもった医師や、県庁の予防課からクレームがついて取り消された。国立視力障害センター、長野や新潟の盲学校でも、体が不自由だとか、年齢制限を新たに設けるとか、学生が不安を感じているからとか、『資格を取っても客は来ないよ』と辱められたり、私を締め出す方便で、どこでも入学拒否され続けた。一九七〇年、やっと（私立の）熊谷盲学校に入学できた。在学中、いやがらせはあったものの、通算五年間であんま、マッサージ、指圧師、鍼灸師の免許を取得した。社会復帰を目指してから二十年後、やっと清水市で開業した」

10　高波淳『生き抜いた！ハンセン病元患者の肖像と軌跡』草風館、二〇〇三年。
11　沖縄楓の友の会編『ハンセン病回復者手記』沖縄県ハンセン病予防協会発行、一九九九年。

【二】教科書・教材・児童書の問題

1 保健教科書の問題

『全患協運動史』によれば、一九七三年（昭和四十八）、「全国ハンセン氏病患者協議会」（全患協）は中学校保健体育教科書とその教師用指導書中の「ハンセン病」についての記述の中に大きな問題点をみつけ、厚生省と文部省に対して、その「改訂」を申し入れました。[12]

【中学校新保健体育】（大日本図書）一九七三年（昭和四十八）改訂以前の教科書

「そのほかの伝染病　らい　らい菌の感染によって起こる慢性伝染病で、神経や皮膚をおかす病気である。潜伏期はひじょうに長く数年から十数年である。以前は不治の病気と考えられていた。しかし、近年医学の進歩によって、らい患者はたいへん減少し、社会復帰もできるようになった。しかし適確な予防方法がないために、まだ一万人近い患者がいるといわれている」（※傍線部は『全患協運動史』による）

【中学校新保健体育・教師用指導書】

「伝染病の予防（2）**とうそう　および　らい**　らいはらい菌によって皮ふからくさっていく恐ろしい病気であることを説明する。現在では、らい予防法という法律によって患者の教が少なくなったことを理解させ、今後の対策についても考えさせる」（※傍線部は『全患協運動史』による）

この指導書の記述内容については、厚生省公衆衛生局長が文部省初等中学教育局長に「痘《とう》そうとらいは病気の性質が異なり、痘そうは強烈な急性伝染病であるのに反し、らいは伝染力が極めて弱い慢性伝染病

12　全国ハンセン氏病患者協議会編『全患協運動史　ハンセン病患者のたたかいの記録』一光社、一九七七年、一六七～一六八頁。

なので、『らい』を独立項目として扱うことが望ましい」と要望し、文部省の指示で改訂されることとなりました。

全患協の抗議があった一九七三年（昭和四十八）以前の「保健体育教科書」（中学・高校）を調べてみると、各社の教科書に大きな問題をみつけることができました。次の中学校の教科書『私たちの健康』が典型的な例です。（※傍線ア～エは筆者による。特に誤りのある表現または誤解を招く恐れのある表現なので解説も加えた）

【私たちの健康】（中部健康教育研究会）一九五一年（昭和二十六）版

「らい病　㋐結核菌によくにているものにらい菌があります。らい病は接しょく感染で、非常に長いせんぷく期間をもち、菌の感染力は比かく的弱いが感染すると、㋑今の医学では根治することが困難なくらい恐ろしい全身病です。

㋒患者は完全にかく離すること。患者に近よらないこと、患者の分泌物はよく消毒すること等が、伝染を防ぐ方法でらい予防法という法律があります。㋓公衆衛生の普及発達した欧米諸国ではこの病気はだんだん少なくなったのに、中国やわが国など東洋ではまだたくさん発生しています。これは遺伝病としてあやまり伝えられましたが、ほんとうは伝染病です」（一五九頁）

※㋐結核とハンセン病では、伝染力が大きく異なる。

※㋑一九四八年（昭和二十三）から各療養所で特効薬「プロミン」による治療とさらに有効な治療法の研究が行なわれるようになった。一九五一年（昭和二十六）当時の医学でも、不治の病ではなくなっていた。

※㋒らい予防法による完全隔離や物品の消毒を肯定している。完全隔離と消毒が不要であったことは、二〇

〇一年（平成十三）ハンセン病違憲国家賠償訴訟の判決でも明らかである。

※㊁欧米でのハンセン病制圧は公衆衛生の発達によるが、隔離主義による成果ではない。

このような記述の不正確さと差別性は、他社の教科書もほぼ同様でした。以下に、とくに問題のある箇所のみを書き抜きます。

【中学保健】（教育図書）一九五八年（昭和三十三）

「予防・治療いずれのためにも、患者を早く発見し、隔離することがたいせつで、それには家族はもちろん、社会全体の協力が必要である」（一二一頁）

【新訂中学保健】（大阪書籍）一九五八年（昭和三十三）

「らいはらい菌によって起る慢性の伝染病で、その患者は非常に悲惨な状態になる」

「そこで、法律によって、患者を特別な場所に集めて、社会の人たちから隔離することになっている」（一三九〜一四〇頁）

【標準中学保健体育】（講談社）一九七八年（昭和五十三）

「らい・痘そうの推移　らいと痘そうは、近年いちじるしく減少した伝染病である」

※一九七三年（昭和四十八）に前記のような指摘、改訂があったにもかかわらず、らいと痘そうを一緒に

扱っている。

【標準高等保健体育】（講談社）一九七八年（昭和五十三）

「結核・らい・性病などの予防　らいの予防対策は、らい予防法によってその伝染防止、患者の医療および福祉を一貫して実施するよう規定されている」（二三〇頁）

※この高校教科書では、らい予防法の絶対隔離主義を指摘せず、患者の医療・福祉だけを取り上げている。

一九七〇年（昭和四十五）、国立栃木療養所の持田忠厚生技官は、栃木県下の高校生一九八〇人を対象に「現代の若い世代がハンセン氏病に対してどのような理解を示しているか」についてのアンケートを実施しています。[13]

この調査から、当時の高校生の多くが「遺伝病」「原因不明」「急性の伝染病」「絶対に治らない」「最も強烈な病気」などという誤解と偏見をもっていたことがわかります。

持田技官は、調査のまとめで、「小中学生時代に知った者が九五％を占めているのは意外に高い数字で、保健衛生の授業の影響が大きいと思われる」と述べています。

当時の保健体育教科書の記述は、法的には「らい予防法」にもとづいており、医学的には「日本らい学会」の見解にもとづいていますが、執筆担当者の偏見が加味された表現が散見できます。責任は、法と医学、教科書検定（文部省）にあるわけですが、教師は戦後においても「らい」に関する誤った知識と偏見を学校教育の場から広げてしまいました。

13 全国ハンセン氏病患者協議会編『全患協運動史　ハンセン病患者のたたかいの記録』一光社、一九七七年、一六七～一六八頁。

②　教材の問題

【岡山県道徳教材文】

岡山県の小学生用道徳副読本に掲載された教材文「限られた命を生きて」は、ハンセン病へのさらなる偏見を招くおそれがある内容でした。この教材文では、「救癩」に尽くした長島愛生園の医官・小川正子（一九〇二～一九四三）の活動を「献身的」であると美化するあまり、ハンセン病については子どもが〝すぐ死に至る〟ような、恐ろしい病であるように表現されました。ハンセン病の専門家（岡山県邑久光明園園長・牧野正直氏など）からの指摘を受けると、岡山県教育委員会はすぐに「活用の際の配慮事項」を通達し、事実上使用が禁じられました。

これは病気に関する正しい認識と、強制隔離政策や無癩県運動への歴史認識を欠如し、「認識」よりも「感傷」に重きを置いたために生じたトラブルです。ハンセン病への感傷的理解は隔離の時代にもありましたが、ここにおいてもなお差別の構造は変革されずに、むしろ固定・拡大しました。

【自由主義史観からの提案】

藤岡信勝・自由主義史観研究会編『教科書が教えない歴史』によれば、「養蚕、灯台守などに尽くされた貞明皇后」[14]（占部賢志執筆）の項で、貞明《ていめい》皇后（大正天皇の皇后。一八八四〜一九五一）について次のように記されています。

「一隅を照らす慈愛の心は、当時偏見と無理解とにより世間から隔離されて闘病を続けていた癩（ハンセン病）患者にも寄せられました。沼津御用邸に滞在されていたとき、静岡県知事から、御殿場にある神山復生院という癩病院が経営維持に苦労しているとも話を聞かれるや、見舞いの品々と金一封を贈り、本格的な救癩事業に傾注されていったのです。のちには御下賜金を基に財団法人癩予防協会も設立されました。また患者を慰めるために楓《かえで》の実生苗を贈り、現在全国の療養所の庭先にはそのときの楓が育っています。当時ハンセン病を患っていた一人明石海人は『そのかみの悲田施薬のおん后いまおわすかにおろがみ（おがみ）まつる』とうたい、奈良時代の光明皇后に例えて感謝の念をささげています。現在癩病はハンセン病と呼ばれ、不治の病でもなく、偏見も少なくなりました。その背景には貞明皇后のご尽力によるところも大きかったのです」

世間のすべてから見放された入所者の多くにとって、貞明皇后を始めとする「皇室の仁慈」は、ありがたい存在であり、時には心の支えとなりました。しかし、第二章で述べたように、「皇室の仁慈」による宣伝効果は癩患者の強制隔離収容を推進させ、偏見の助長につながった面があったのも事実です。

また、貞明皇后個人が「癩患者」に思いやりの心情を寄せたことは確かでしょうが、実際に療養所を慰問し、直接声をかけて入所者を励ましたわけではありません。どの療養所にも貞明皇后の歌碑がありますが、有名な『癩患者を慰めて』と題した短歌——つれづれの　友となりても　慰めよ　行くことかたきわれにかはりて——を見ても、「自分は行けないので代わりに癩患者を慰めてください」という主旨です。現在のハンセン病回復者からの皇室や貞明皇后への評価も、肯定・否定、関心・無関心とさまざまで、相対的なものです。情緒的・絶対的評価は避け、限界はあったが皇室（貞明皇后）も協力した、あるいは「救癩」の貢献はあったが隔離推進のシンボルとなった側面があったことなどを相対的に教えるほうが、生徒の人権意識と歴史認識の形成に役立つのではないでしょうか。

藤野豊は、この自由主義史観研究会の「皇室とハンセン病」授業提案を次のように批判しています。[15]

「このような、皇后への過大な賞賛は、その一方で入所者の人権回復のたたかいを無視する結果となる。（中略）ハンセン病患者は、皇后の『慈愛』を強調するための格好の題材に過ぎないのである」

14　藤岡信勝・自由主義史観研究会編『教科書が教えない歴史・1巻』産経新聞ニュースサービス、一九九六年、普及版、二四二～二四四頁。

15　藤野豊『「いのち」の近代史』かもがわ出版、二〇〇一年、四四四頁。

3　児童書の問題

【ばらの心は海を渡った】（一九八〇年）

『ぼくのおじさんはハンセン病』（一九九八年。平沢保治氏の聞き書きにもとづいた伝記的読み物）を書いた船橋秀彦は、自身が児童用の物語文を書いた動機のひとつは、子どもたちが手にできる「ハンセン病の本」は、「救癩」に尽くした医師を賛美する本しかなかったことであると述べています。[16]

『ばらの心は海を渡った』は、ハンセン病制圧のために海外で貢献した医師の姿を描いています。[17] ハンセン病への差別問題には触れず、医師の「ハンセン病制圧」の夢と情熱を絶賛しています。同書は第二十七回「青少年読書感想文コンクール課題図書」（中学生の部）にも選定され、多くの中学校の図書館にも収蔵された作品です。

船橋は『ぼくのおじさんはハンセン病』の「おわりに」で、『ばらの心は海を渡った』の問題点を次のように指摘しています。

「医者の立場から描かれているために、政府のハンセン病政策が、無批判に肯定的に描かれている」

「ハンセン病患者に対する警察権力を使った強制隔離についても、隔離する側の立場から肯定的に描かれていますし、患者への断種手術についても肯定的に無批判に描かれている」

一方、著者の岡本文良は「あとがきにかえて」で、次のように述べています。

「この物語を執筆中、わたしはよく、かりに自分がハンセン病菌におかされていたらという思いにとらわれました。（中略）その仮定から生まれてくる想像は、わたしを心もこおるような恐怖へとさそいこみました」

この一文に岡本のハンセン病観をうかがうことができるし、この本が「救癩」に人生を捧げた医師側のみを讃えた根拠が見いだせます。

16　平沢保治・舟橋秀彦『ぼくのおじさんはハンセン病』全国障害者問題研究会茨城支部、一九九八年、二〇三〜二〇六頁。

17　岡本文良『ばらの心は海を渡った』ＰＨＰ研究所、一九八〇年。

【夢へのその一歩　光田健輔物語】（一九九四年）

山口県防府市青年会議所は、『夢へのその一歩　光田健輔物語』（一九九四）を発行し、市内の学校図書館すべてと山口県内の主要な施設に寄贈しました。[18] 光田健輔《みつだけんすけ》（一八七六〜一九六四）は防府市出身であり、防府市の名誉市民として市役所前に像も建立されています。文化勲章を戦後初めて受章した光田が新しい市民に忘れられつつあるなか、光田を〝郷土の偉人〟として再評価し、子どもたちに防府という「ふるさと」への誇りと将来への「夢」をもたせるねらいから企画されました。

企画の中心となった防府青年会議所役員の方からの聞き取り（二〇〇六年九月二十二日）によれば、「光田の栄光と影の部分の両面の内容を描くようにした」「何度も愛生園を訪れて入園者から話を聞き、調べた」ということであり、安易な企画で拙速に発行したというわけではありません。

しかし、山口県史における社会福祉を研究している杉山博昭は、「『夢へのその一歩　光田健輔物語』に寄せて」（『山口県地方史研究』、一九九五）で、「関係者の努力と工夫は評価しつつも、社会事業史研究の立場で光田を追ってきた私は、その内容については疑問を残さざるを得なかった」と指摘しています。それは「光田イズム」の隔離主義・管理主義・独善性です。

18　防府青年会議所企画・なかはらかぜ構成作画『夢へのその一歩　光田健輔物語』一九九四年。

【三】「未感染児童」の問題
――竜田寮通学拒否事件における「教師」の責任

1「未感染児童」という差別語

「未感染児童」とは、「親が患者である子ども」に対する差別語です。親がハンセン病患者であるため、「これから発病する恐れがある子ども」という含意があります。また、親が発病して療養所に収容されて我が子の養育ができなくなった場合には、一般の児童養護施設（当時の「孤児院」）への入所は認められず、「未感染児童寮」に収容されました。この寮も社会から切り離された療養所の中か、その近辺におかれました。

たとえば、東北新生園にあった新生保育所は入所者の子どもを引き取る保育所で、いわゆる「未感染児童」保育所でした。療養所内の葉の木沢分校は「ハンセン病患者である子ども」を対象にした学校であり、葉の木沢分校の子どもたちは療養所から一歩も外には出られませんでした。一方、新生保育所の子どもたちは学齢期になると、地元の小・中学校に通うことができました。

しかし、東北新生園で「未感染児童」保育所の保母をしていた人々の証言によれば、地元の子どもたちから「親がハンセン病患者である子ども」だということで「ドスの子」という蔑称で呼ばれ、差別されたそうです。[19]子どもたちは親（入所者）と自由に行き来することはできず、公式に面会を許されたのは毎年「五月五日」の一日だけでした。元保母は、

「小さいからだで子どもたちはいっぱい苦労してきたのです。子どもたちの顔を見るたびに、どんなに苦労してきたのだろうと涙が出ます。保育所に入って一週間、子どもたちが泣きつづけた様子をいまでも思い出します」

と、数十年前を振り返っています。

この「未感染児童」に対する教育・福祉については、一九五三年（昭和二十八）改正の「らい予防法」で初めて明記されました。同法第二二条（児童の福祉）では、「国は、入所患者が扶養しなければならない児童で、らいにかかっていないものに対して、必要があると認めるときは、国立療養所に附属する施設において教育、擁護その他の福祉の措置を講ずることができる」とされ、ようやく「学習権」を正式に保障されることになりました。

19　第二十二回ハンセン病問題検証会議（二〇〇四年九月十七日）東北新生園の聞き取り調査。

②竜田寮児童通学拒否事件とは

「未感染児童」への差別を象徴するのは、一九五四年（昭和二十九）に熊本で起きた「竜田《たつた》寮児童通学拒否事件」、いわゆる「黒髪小事件」[20]です。熊本ではらい予防法改正（一九五三）を機に、ようやく実現しようとした「未感染児童」の地元校通学が大問題となりました。

戦後教育史のなかでも最大級の教育差別事件である、この「未感染児童通学拒否事件」とはなにか、また教師・教育団体がどのような立場をとったのか――。その核心を当時の資料から検証していきます。

この通学拒否事件については、『全患協運動史』（一九七九）や『ハンセン病問題に関する検証会議最終報告書』（二〇〇五）「第十二章　教育界の責任」に経緯が詳しく述べられています。まず、事件の「概要」をみていきましょう。

竜田寮は一九四二年（昭和十七）、菊池恵楓園入所者の子どもを対象に開設されました。場所は合志町の恵楓園近くではなく、熊本市の回春病院（旧私立癩療養所）跡地で、子どもが歩いて行ける距離ではありませんでした。

一九四三年（昭和十八）、竜田寮での教育は黒髪小学校の「分校」扱いとなりました。しかし、一九五三年（昭和二十八）まで竜田寮の子どもたちは本校である「黒髪小学校」への通学が認められていませんでした。そこで恵楓園の宮崎松記園長は、一九五三年（昭和二十八）十二月、「黒髪小本校に竜田寮児童の通学が認められないのは差別だ」として、熊本地方法務局に差別撤廃の申告を行ないました。

一九五四年（昭和二十九）二月に行なわれた法務省・厚生省・文部省の三省会議は、「らいを他に感染させる虞《おそれ》はない」として、「保育児童は一般の学校に通学させるべき」と決定しました。それを受け、熊本県教育委員会は三月一日に通学を決定し、熊本市教育長は「ライの子弟であるというだけの理由で、特別に差別的待遇をなしたり差別感を以て遇することは、ヒューマニズムの立場から、それは許されない」という声明を発表しました。

ところが、「らい」を極度に恐れる人々（黒髪小保護者と近隣の人々）は動揺し、大規模な反対運動を起こしました。四月七日には「同盟休校」が決議され、翌日の入学式には、反対派による登校妨害が起きました。竜田寮からは新一年生四人が保母に引率されて登校しましたが、校門には、

「らいびゃうのこどもと一しょにべんきゃうをせぬやうに、しばらくがくかうをやすみませう」

との、大きな紙が貼られていました。さらに、反対派保護者は子どもたちを家に帰るよう促しました。こうした妨害行為によって、入学式当日に出席できたのは全校児童一九二八名のうち、わずか七六人でした。翌日以降も、反対派は校区内の各所で寺子屋式教室を開設して、あくまで「共学」を拒否しました。保護者アンケートでは、通学反対が七割近くを占めました。

この問題は、通学賛成派が一九五四年（昭和二十九）九月に、国会に対して「通学」を認めるよう陳情したことがきっかけとなり、国会でも討議されました。しかし結局、国会でも問題を解決することはできず、一九五五年（昭和三十）に熊本商科大学長が「里親」となって児童を引き取り、そこから通学させるというかたちで決着することとなりました。

最終的には、竜田寮の入学児童で「黒髪小」を卒業した児童は一人もいません。子どもたちは一般の養護施設などに分散して引き取られ、「竜田寮」は一九五七年（昭和三十二）に廃止されました。

20　「竜田寮」でなく「龍田寮」「立田寮」と表記される場合も多い。

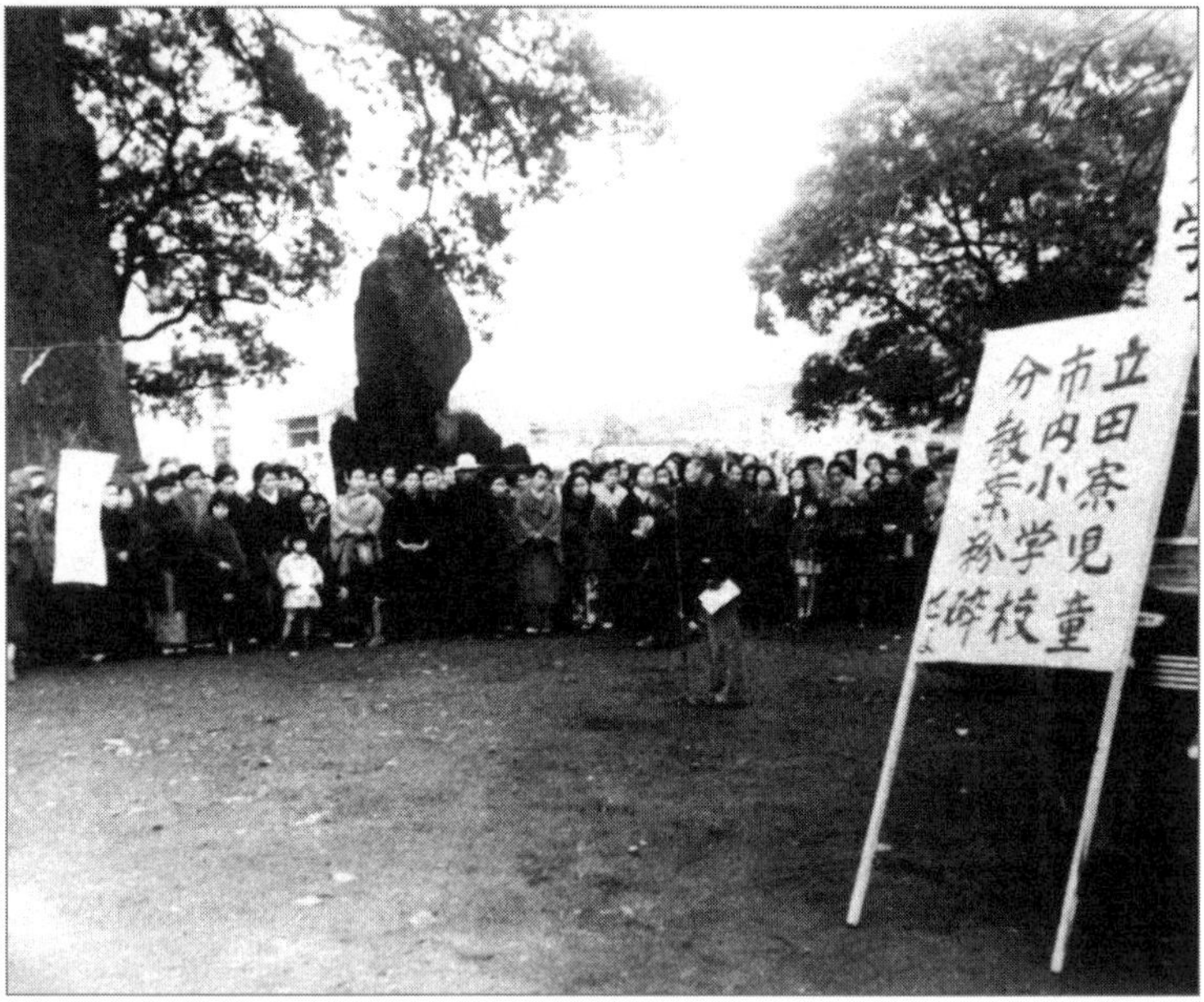

黒髪小学校・通学拒否派の集会（1954 年）

通学拒否派は同盟休校を決議し、入学式の日には校門で待ちかまえ、登校してきた児童たちを家に帰るよう促した。校門には「らいびゃうのこどもと一しょにべんきゃうをせぬやうに、しばらくがくかうをやすみませう」との大きな紙が貼られた。熊本の民主的教師たちもこの事態の傍観者でしかなかった。（ハンセン病資料館提供）

3 竜田寮児童の心の傷

映画『あつい壁』（一九七〇年、中山節夫監督）は、この事件を題材としたフィクションですが、この事件で心を痛めた竜田寮（映画中では「吉田寮」）の子どもや教師の姿をていねいに描いています。フィクションとはいえ、「通学拒否」され、地域の人々から声高に排除された子どもたちの悲痛な気持ちを考えずにはいられない作品です。

では、実際の竜田寮の子どもたちには、どのような影響があったのでしょうか――。数少ない当時の竜田寮の子どもであった当事者の声を聞いてください。

当時小学二年生だった奥晴美さんは、通学問題が表面化するまでは近所の子から差別された覚えはなかったのに、反対運動が始まってから近所の子どもたちも一変した、と述べています。[21] 近所の子たちは、「らい病の子、らい病の子。うつる、うつる、寄るな」といい、奥さんらに石を投げつけたそうです。以来、奥さんは恵楓園にいる母親と面会するたびに「寄るな、うつる」と泣きわめくようになり、「私自身も、怖い病気だという意識を植え付けられてしまった」ことを悔やんでいます。

また、一年生であった川代清美さんは、入学式のときの写真がなぜか「鉛筆で私の顔だけくちゃくちゃとつぶしてある」のだそうです。[22] 川代さんは二年生に進級する前に熊本県内の児童養護施設に引き取られました。

――この事件の被差別当事者であった竜田寮出身者のほとんどは、いまもその過去を公にしていません。

しかし、奥さん、川代さんのような子ども時代の被差別体験は、生涯消え去らない〝心の傷〟として残っているはずです。

21 『ハンセン病問題に関する検証会議最終報告書』（二〇〇五年）「第十二章　教育界の責任」。
22 同報告書。

4 通学拒否事件における教師・教育界の立場

まず、通学拒否事件が起きる以前の竜田寮内の分校教育と、そこでの教師の立場はどのようなものであったのでしょうか――。

分校の授業は、宮崎常雄教諭が小学一年生から六年生を一人で担当していました[23]。宮崎教諭は本校である黒髪小学校に籍を置いていましたが、竜田寮に勤めていることを公にすることは決してなかったそうです。

また、黒髪小学校の教員であった松永宮子教諭は、本校勤務後に音楽・図工・体育の補助教員として竜田寮に週二回通っていました。松永教諭は、竜田寮分校が地域や本校の「タブー」であったことを次のように述べています[24]。

「分校に通うときも、本校の父母に見つからないよう、熊本大学の敷地を通った」

「分校外で分校の話はしない。分校で分校外の話をしない」

「子どもたちの名字も知らされず、私は子どもたちを名前で呼んでいました。あのころ、分校の存在はすべてがタブーでした」

では、事件当時の熊本県の教育界の動向や地元の教師たちの意識はどのようなものだったのでしょうか。熊本県編『熊本縣史　現代編』（一九六四）では、「第十二章　教育」の中で七六ページにわたって熊本県教育の歴史と現状が詳しく記されています。[25]しかし、この「県史」は、「黒髪小通学拒否事件」が起きてわずか十年後の出版であるにもかかわらず、あれほど県の世論を二分した黒髪小通学拒否事件についていっさい触れていません。この事件を「県史」として残したくないという判断なのでしょうか。また、ハンセン病療養所菊池恵楓園内の入所児童の教育（恵楓学園）についても、「特殊教育」の項においても記述はありません。

『近現代日本ハンセン病問題資料集成〈戦後編〉第5・6巻』には、この通学拒否事件に関する重要な資料をみることができます。[26]

【資料】…「時の問題・竜田寮の子どもたち」（熊本県教職員組合機関誌『熊本教育』、昭和二十九年五月一日）は、熊本県教組文化部長と青年部員による「恵楓園訪問記」です。それには竜田寮の児童に対する同情の気持ちは表明されていますが、通学拒否事件に対しての組織表明は何も書かれていません。

【資料】…「黒髪小PTA有志声明」は、「事態が収拾できる校長、その他幹部教員を緊急配置せられたい」という保護者からの要望の声明です。PTAとは本来、親と教師の協働の会ですが、この声明文からは、PTAには実質的に教員（T）は含まれず、保護者と教師が討議することはまったくなかったことがわかります。

【資料】…「黒髪小通学に関する陳情請願書」は、児童の親権者ならびに通学賛成者一同によって書かれた請願書です。ここに教師や教職員組合は「通学賛成派」として名を連ねることはありませんでした。

【資料】…「熊本一市民より」（菊池恵楓園『竜田寮の子供たち』、一九五四年十月）は、熊本市内の教員による投書であり、「崇高なヒューマニズムの精神を高揚」すべきであるという主張です。通学賛成派という立場を教師が明らかにしている珍しい例です。しかし、投書者による「（らい患者は）恥ずかしい梅毒患者とは違う」、「不幸な家庭にいる生徒だけに可愛いものです」という表現は、「崇高なヒューマニズムの精神」とは矛盾していると思わざるをえません。

次項の【資料】は、一九五五年（昭和三十）四月に熊本市教職員組合が、新一年生の父母に対して作成した「お願い」のチラシの文章です。[27] 自らの立場を明確にせず、「大人の感情や対立の中にまきこんで不幸にしないよう、切に希望してやみません」、「お子様方を再び昨年のような悲しい目に合わせないようにしましょう」という曖昧な立場からの呼びかけであり、傍観者の立場を出るものではありませんでした。

【資料】　熊本市教職員組合からの「黒髪校新入学児童の御両親に御願い」

「お子様方を再び昨年のような　悲しい目に合わせないようにしましょう
黒髪校新入学児童の御両親に御願い」
桜の花も散りはじめ、お子様の嬉しい新入学の一日がやってまいりました。お子様は、新しい学校生活への希望と喜びに、小さな胸をふくらませ、「あといくつ寝ると学校へ行くの」ときっと指折り数えて待っておられたことでしょう。また、これまでお育てになった御苦心がむくいられた御両親のお喜びはさこそと存じます。

私共教職員も、かわいらしいお子様が一人残らず、元気に明かるく、すくすくと伸びて行かれますようお子様方の幸福を切に願ってやみません。

しかし黒髪校に於ては、立（竜）田寮児童をめぐって、これまでいろいろと問題が起っておりました。私共は教育を守る教師の立場から、この問題について陰ながら解決に努力してまいりました。ところが昨年は新しい一年の出発の大事な始業式もできず、さらに同盟休校にはいって、お風呂屋や倉庫などで勉強し、うれしい希望の新学期を不幸に過したことを思いますと私共は何ともいいようのない暗い気持になるのです。

私共は本年の新入学生について再び昨年のような暗い悲しい目に合わせたくないと心から思います。小学校への新入学は人間の一生にとって一番思い出深く、意義ある日であり、また親にとっては一番嬉しい日ではないでしょうか。

黒髪小の先生方は可愛らしい一年生の入学を万端の準備を整え、お子様を立派にお育てしようとお待ちしております。

いろいろの問題は大人の平和な話合いによって明かるい解決へ進めるべきではないでしょうか。何も知らず喜びにみちている御子様方を、大人の感情や対立の中にまきこんで不幸にしないよう、切に希望して止みません。

私共は教師として、ただひたすらに子供の幸福を願っております。私共のこの気持をお汲みとり下さって、どうぞ、お子様方がみんな仲よく楽しくそろって、うれしい入学式においでになりますよう御両親にお願い申上げます。

昭和三十年四月九日　熊本市教職員組合 委員長 元吉次三郎

新一年父母各位

熊本県教職員組合（県教組）の立場も、市教委・恵楓園側と反対派住民の間で曖昧に「中立」を貫くのみでした。一九五八年（昭和三十三）に熊本県教組がその発足十年を記念して作成した運動史『十年のわだち』には、一九五四年（昭和二十九）の運動として「紛糾した黒髪小学校問題」が書かれています。しかし、そこにおける熊本県教組の立場を、自ら次のように肯定的に評価しています。[28]

「県教組は、熊本市支部と密接な連絡をとりながら、数次にわたって対策を協議したが、四月十日には『市教委の決定は、原則的には間違っていないものと考えられる』という見解の発表を行ない、教組が介入することによって、さらに事態を紛糾させることを憂慮し、できるだけ表面にたつことを避けて、市教委、反対派、恵楓園などの関係者と話し合って、円満解決を促進するという態度をとった」

しかし、一番の被害者である「未感染児童」と呼ばれた子どもたちの「人権」（学習権）を擁護しようとはついにしなかった熊本県教組は、一九五二年（昭和二十七）に制定された日教組の「教師の倫理綱領」二項目の「教師は教育の機会均等のためにたたかう」にもまったく矛盾した態度をとったのです。
通学拒否事件があった一九五四年（昭和二十九）当時の熊本県教組の活動状況を『十年のわだち』からみると、当時の熊教組が民主的・平和的理念にもとづいて、きわめて積極的に行政に要求運動をし、市民に向けてその理念と運動を広げようとしていたことがわかります。たとえば、通学拒否事件の前後の年には次のような「教育運動」を展開しています。

一九五三年度　教育二法案反対運動　秋季年末闘争　免許法改正闘争　社会科解体反対運動　第三次教育研究集会開催　熊本水害救援活動　熊本平和祭開催
一九五四年度　定期大会で憲法と教育を守り抜く方針を決定　給与闘争　人事闘争　第四次教育研究集会開催　憲法擁護運動
一九五五年度　地財法反対闘争　平和大行進　教育予算・昇級昇格獲得の闘い「教育を守るためのしおり」パンフレット作成　教育委員会法改悪阻止闘争　第五次教育研究集会開催　愛の手運動　熊本母親大会開催

熊本県教組が、通学拒否事件があった一九五四年（昭和二十九）に「定期大会で憲法と教育を守り抜く方針を決定」していることも興味深い事実です。大会方針で採択された「憲法に保障された基本的人権をとりもどすために、農市民とともに広はんな運動を展開する」「憲法と教育基本法に基づいた民主的教育を確立する」という文言は、竜田寮の子どもたちを前にしてあまりにもむなしく響きます。

通学反対派と賛成派が激しく対立するなか、傍観者的態度を保った熊本の教組と教師たちは、被害児童の救済に立ち上がらなかっただけでなく、ハンセン病への差別偏見を温存して〝後世に残した〟という点で歴史的に批判されなければなりません。

しかし、この批判は「熊本」という一地域の教師たちのみに向けるべきではありません。竜田寮通学拒否事件は国会でも取り上げられ、全国紙でも報道されています。民主教育の理想を掲げ、「児童は人として尊ばれる」（児童憲章）ために運動した全国の〝民主的教師〟たちにとってさえも、ハンセン病の子どもは〝守るべき存在〟ではなかったということです。

さらなる問題は、戦後教育史に残る大きな教育差別事件であるにもかかわらず、教育運動団体、教育研究団体、教職員組合、教育学会、教育行政などのいずれもが、この事件をその後もまったく反省・総括しないままに今日に至っていることにあります。

23 『ハンセン病問題に関する検証会議最終報告書』（二〇〇五年）「第十二章　教育界の責任」。
24 同報告書。
25 熊本県編『熊本縣史　現代編』一九六四年、六二九〜七〇五頁。
26 藤野豊編『近現代日本ハンセン病問題資料集成〈戦後編〉第5巻』不二出版、二〇〇三年。
27 藤野豊編『近現代日本ハンセン病問題資料集成〈戦後編〉第6巻』不二出版、二〇〇三年。
28 熊本県教職員組合編『十年のわだち』愛光社、一九五八年。

【四】教育行政からのハンセン病の子どもの教育の評価

前章および本章では、戦後のハンセン病にかかわる教育状況を明らかにし、戦後教育の現場（学校・教師）がハンセン病史に果たした責任と「加害性」を検証してきました。

では、教育行政側からのハンセン病の子どもの教育への「評価」はどのようなものであったのでしょうか。

1 文部省発行『病弱教育の手引き・指導編』（一九八五年）

わたしが調べた範囲では、文部省による「ハンセン病の子ども」の教育への自己評価は、一九八五年（昭和六十）文部省発行の『病弱教育の手引き・指導編』のみに見いだすことができました。同書では、ハンセン病療養所での教育が、次のように肯定的に評価されています。[29]

「ハンセン氏病患者のためには、昭和七年（一九三二）、青松園の大島学園が小学校分校に、また、昭和十九年（一九四四）、愛生学園が裳掛国民学校第二分校に、さらに、昭和二十年（一九四五）、光明学園が裳掛国民学校第三分校にそれぞれ認可されて、ハンセン氏病関係の児童に対する教育が行なわれた。これらの学校には、学校管理者として、それぞれ校長または教頭が発令されており、学校又は分校として十分な体裁を整えていた。したがって、現在の制度からいえば、当然養護学校又は養護学校の分校と解してもよく、規模の大小などの差はあるとしても、同質のものであり、現在の養護学校の原型として評価すべきであろう」（傍線は筆者による）

傍線部の年号は間違いで、正しくは昭和十七年（一九四二）です。『病弱教育の手引き・指導編』には出典が明記されていませんが、これは『全患協運動史』（一九七七、全国ハンセン氏病患者協議会）の「所内私教育」（二〇九頁）の項の〝誤植〟をそのままに写したためと思われます（昭和十七年が昭和七年と書かれている）。

次に、大島学園が「小学校分校」になったという説明もまったく不正確です。正しくは、大島青松園に患者として入所している児童が通う「大島学園」と、職員の子ども・入所者の子どもの通う保育所であった「楓学園」が統合して、「庵治村立庵治第二国民学校」（初等科・高等科・養護学級）が創設されたのです。[30]また、統合はされても、初等科・高等科は職員の子どもや保護者が入所者である子ども、養護学級が患者として入所している子どもであり、両者は依然として分離されていました。

「これらの学校には、学校管理者として、それぞれ校長又は教頭が発令されており、学校又は分校として十分な体裁を整えていた」という評価も、大きな誤りを含んでいます。大島青松園でハンセン病児の教育のために正式な教師が派遣されたのは、一九四七年（昭和二十二）四月に、学制改革により「庵治村立庵治第二小・中学校」と改称したときが初めてです。

また、戦時中に名目上だけでも公立化した三園（大島・長島・邑久）の例だけを取り上げて、早期から国が療養所内の教育に責任を負っていたと印象づけるような記述となっていることも疑問です。他の国立療養所一〇園では、戦後三～九年経過してからようやく公教育となりましたが、前述したように最底辺の教育環境におかれました。「学校または分校として十分な体裁を整えていた」という評価は、実態からあまりにもかけ離れています。

引用の最後の「現在の養護学校の原型として評価すべきであろう」という表現は、不正確であるばかりか、無責任きわまりないとしかいえません。病弱児教育のなかで、もっとも置き去りにされたハンセン病児の教育が「現在の養護学校の原型」ならば、「現在の特別支援学校」も存在を否定されなければならないでしょう。

文部省は、一般の学校現場が関与したハンセン病への問題——身体検査の問題、「ハンセン病の子ども」へのいじめ、教師による差別、不正確で偏見を助長した保健教科書の問題など——を自己批判していないし、問題の所在を認識すらしていなかったことがわかります。

29　文部省『病弱教育の手引き・指導編』（一九八五）第一章「病弱教育の変遷」・第1節「戦前の病弱教育」・第6項「身体虚弱児のための学校・学級の設置奨励」。

30　大島青松園の職員の子どもが通う高松市立庵治第二小学校のホームページ「本校の沿革」による。平成十八年度の庵治第二小学校の児童数は三名。

②国立特別支援教育総合研究所による病弱教育史解説

現在の教育行政側からの評価としては、国立特別支援教育総合研究所のホームページに掲載されている「病弱教育の歴史と制度（一）」の解説があります。[31] 同研究所は「我が国唯一の特別支援教育のナショナルセンター」（同研究所ホームページより）です。

同解説は、日本の「病弱教育」全般の歴史的推移を解説するなかで、「結核や癩などの慢性感染症」のための教育に言及しています。

それによれば、①「一九四一年（昭和十六）国民学校令により初等教育における、その目的を明確化し、伝染性疾患を持つ児童等は出席を禁じられ、それら児童のために養護学校、養護学級が編成」された、という解説から、②「当時の医療資源の少なさから考えて、結核や癩などの慢性感染症の感染予防と療養面から養護学級等の果たした役割は興味深い」と、「癩（らい）」の子どものための教育を肯定的に評価しています。（傍線、①②は筆者による）

①については、「国民学校令」による伝染病対策を述べていますが、「癩」についてはあてはまりません。国民学校令にもとづいて初めてハンセン病に罹患した児童が一般の初等教育学校から出席を禁じられたというわけではありません。この時期に初めてハンセン病の子どもが療養所に強制収容されたり、その代わりにハンセン病療養所内に養護学校・養護学級が開設されたりしたわけでもありません。ハンセン病の子どもの療養所収容の根拠となった「癩予防法」には触れず、他の疾患による病弱教育と同等に捉えています。

②については、さらに重大な誤謬を含んでいます。まず、「結核や癩などの慢性感染症」とひとまとめにしてしまい、「癩」のおかれた歴史的な特異性（絶対隔離政策による差別性）を考慮していません。[32] 同じ慢性感染症でも結核とハンセン病では異なる「規程」によって隔離や排除の対象となったのであり、「伝染性」の強弱も対称的です。

次に、ハンセン病に関する「医療資源」の少なさについてはどうでしょうか――。

ハンセン病にかかっても、「らい予防法」によって、一般の病気と同様に外来で治療を受けることはできませんでした。当時のハンセン病の医療資源は全国一三カ所に設置された国立癩療養所に集積したのです。「癩」の場合は医療資源が少なかったのでなく、医療資源を療養所内に限定することにより、隔離収容を進めたのです。

そして、もっとも問題となる表現は「感染予防と療養面から養護学級等の果たした役割は興味深い」と評している点です。このうち「感染予防」については、解説者が正しい理解をしているとはとうてい思えません。今日の医学では、ハンセン病の初期症状が現れたばかりの患者から伝染しないことは明らかです。ハンセン病に罹患した児童によって校内で集団感染し、ある学校からハンセン病患者が〝集中発生〟したなどという事例は、当然ながら一例もありません。「感染予防」の面で、ハンセン病療養所内の教育が「果たした役割」はいっさいなかったはずです。

「療養面」についても、「果たした役割」があったとはとうてい思えません。戦時下のハンセン病療養所の子どもたちの生活は「療養」という名に値しない過酷な状況であり、多くの子どもたちが労働や栄養失調から病状を進行させたり、ハンセン病以外の〝病〟によって命を失ったりしたという事例は本書でも数多く挙げました。[33]

もう一つ指摘しなければならない点は、「癩」という呼称をまったく〝注釈〟なしに使っていることです。このホームページの公共性と影響力を考えれば、注釈をつけずに「癩」を用いた意図がわかりません。「癩などの慢性感染症の感染予防と療養面から養護学級等の果たした役割は興味深い」という一文からは、我が国の教育行政による病弱教育史研究が、今日に至っても「ハンセン病」を視野に入れずにいることがうかがえます。

――以上の文部省・国立教育研究所による「自己評価」は、病弱児のための教育全般の歴史的意義を強調する一方、ハンセン病の子どもへの「認識」が不足したために生じた誤認です。過去の認識の過《あやま》ちは私たち教師も含め、教育界全体が責任を負わなければなりません。どうか、私たちのような一般の教師だけではなく、教育行政（文科省・教育委員会・公的教育センターなど）にかかわる多くの人々に、「ハンセン病と教育」の歴史を再認識してもらい、これからの教育に生かそうという意識をもってほしいと、強く願います。「ハンセン病問題」は啓発としての厚労省・法務省の管轄であるだけでなく、「人権教育啓発法」に位置づけられている今日の文科省・教育行政が主体的に取り組まなくてはいけない人権教育上の実践課題です。

31　同センターのホームページに、少なくとも二〇〇五年（当時は特殊教育総合研究所）より二〇一一年時点で掲載されている。

32　一九三一年（昭和六）二月、内務省衛生局長の赤木朝治は衆議院寄生虫病予防法外一件委員会において「結核患者は隔離しないのに、ハンセン病患者を隔離するのはなぜか」いう質問を受けた。赤木はハンセン病患者が結核患者に比べて数が少ないこと、結核は全治する場合もあるがハンセン病は不治であることのほか、「癩ニ一旦罹ッタ際、其人個人ナリ或ハ其周囲ノ者ノ受クル所ノ打撃ト申シマスカ、悲惨ナ程度ハ今日結核ニ冒サレタ者ニ比較致シマシテ、雲泥ノ差ガアル」ことをあげている。

33　ハンセン病そのものが死因であることは、まれである。『多磨　創立九〇周年記念特集』（一九九九）によれば、全生園における昭和十九年〜二十三年の死者数は五〇七名である。そのうち「らい」が死因であるのは三名に過ぎない。

第六章　「負の歴史」を人権教育に

いまだ一部の教師、一部の人々ではあるが、それでさえも学校教育の中でこの問題を取り上げる必要が強く自覚されるようになるのは、平成八年（らい予防法の廃止）ではなく、平成十年（提訴）でもなく、平成十三年であった。廃止法以前にも、廃止法と付帯決議（平成八年）が成されてからも、さらには裁判が提訴されても、多くの教師はこの問題に取り組まなかった。

私たちが取り組む直接的契機は、平成十三年の判決によっているという事実は、とりつくろうことなく、深い反省とともに自覚しなければならないだろう。

『実践ハンセン病の授業』　上越教育大学教授　梅野正信

【二】ハンセン病政策の転換と「上からの人権教育」

本章では、ハンセン病政策の転換によって「ハンセン病にかかわる人権教育」が端緒についたことの背景と問題点を述べ、教師と教育界の歴史的な過ちと責任を自覚したうえで、これからの「人権教育」の在り方について考察していきます。

かつて、らい予防法があった時代（一九九六年以前）は、「ハンセン病」が学校の授業で扱われることはきわめて稀でした。しかし、一部に、ハンセン病の〝負の歴史〟から人権を学ばせ、入所者との交流を進めようとした実践例はありました。それは一部の教師個人の教育的意思にもとづいた取り組みでしたが、多くの同僚教師に賛同を得ることはできず、広がることはありませんでした。

たとえば、一九九三年（平成五）、多磨全生園に近い清瀬市のある小学校の教諭らは、最も早くハンセン病資料館の見学、入所者からの話の〝聞き取り〟学習を実施しています。ＨＩＶ（エイズウイルス）問題や環境学習と関連づけての「いのちの総合学習」は先進的でしたが、その取り組みが同校で継続することはありませんでした（二〇〇七年一月八日、聞き取り）。

1 人権教育・啓発の法的背景

「人権」とは道徳や心得ではなく、さまざまな具体的諸権利に関する法的概念です。今日の日本の人権教育については、以下の国際決議や国内法律、行政計画が背景にあり、ハンセン病にかかわる人権教育もその法的体系の中に位置づけられています。

一九九四年（平成六）に国連総会で決議された「人権教育のための国連一〇年（一九九五～二〇〇四）」では、人権教育とは「あらゆる発達段階の人々、あらゆる社会層の人々が、他の人々の尊厳について学び、またその尊厳をあらゆる社会で確立するための方法と手段について学ぶための生涯にわたる総合的な過程である」と定義されました。

この「人権教育のための国連一〇年」を受けて、日本国内では以下のような動きがありました。

一九九五年　人権教育のための国連一〇年推進本部を設置
一九九六年　法務省に人権擁護推進審議会が設置
一九九七年　「人権教育のための国連一〇年」に関する国内行動計画を策定
二〇〇〇年　人権教育・啓発推進法を制定
二〇〇二年　人権教育・啓発推進に関する基本計画を策定

一九九七年（平成九）策定の「人権教育のための国連一〇年」に関する行動計画では、重要課題として

「ＨＩＶ感染者等」が挙げられ、そのなかに「ハンセン病」が含まれることが明示されました。

二〇〇〇年（平成十二）には、「人権教育・啓発推進法」（人権教育および啓発の推進に関する法律）が制定されました。文部科学省は厚生労働省・法務省とともに、同法を踏まえて二〇〇二年（平成十四）に閣議決定された人権教育および啓発の推進に関する基本計画（以下「基本計画」）に従って、人権教育・啓発を推進することになりました。

基本計画では「日本における人権課題」が次のように挙げられ、「ハンセン病・元患者等」もその一つに明示されました。

①女性
②子ども
③高齢者
④障害者
⑤同和問題
⑥アイヌの人々
⑦外国人
⑧ＨＩＶ感染者・ハンセン病患者等　(ア)ＨＩＶ感染者等　(イ)ハンセン病患者・元患者等
⑨刑を終えて出所した人
⑩犯罪被害者等
⑪インターネットによる人権侵害

⑫ その他

「基本計画」は、ハンセン病患者・元患者にかかわる人権教育・啓発について、次のような取り組みの推進を求めています。

「ハンセン病に関する啓発資料の作成・配布、各種の広報活動、ハンセン病資料館の運営等を通じて、ハンセン病についての正しい知識の普及を図ることにより、ハンセン病に対する偏見や差別意識を解消し、ハンセン病及びその感染者への理解を深めるための啓発活動を推進する。学校教育及び社会教育においても、啓発資料の適切な活用を図る」（法務省、厚生労働省、文部科学省）

——以上のように、ハンセン病にかかわる人権教育は、ことさらハンセン病に関心を寄せる教師や療養所付近の学校だけでなく、すべての学校で取り組むべき「人権教育」の一つに位置づけられました。

2 ハンセン病政策の転換と人権教育

二〇〇二年（平成十四）策定の「基本計画」の中で、日本における人権教育・啓発の人権課題としてハンセン病問題が明確に位置づけられた背景には、「らい予防法」の廃止と「らい予防法国賠訴訟」（らい予防法違憲国家賠償請求訴訟、いわゆる「ハンセン病裁判」）が挙げられます。

一九九六年（平成八）、差別と偏見の温床となっていた「らい予防法」は廃止され、ようやく正式に

〝隔離主義〟の歴史が閉じられることとなりました。法の廃止に伴い、国会では「らい予防法の廃止に関する法律」に対する付帯決議がなされました。同決議では、「特段の配慮をもって」取り組むべき事項の一つとして、「学校教育の中でハンセン病の正しい知識の普及啓発に努め、ハンセン病に対する差別や偏見の解消についてさらに一層の努力をすること」が明記されました。

二〇〇一年（平成十三）には、らい予防法国賠訴訟熊本地裁判決で原告（元患者側）が勝訴し、政府は控訴を見送るという歴史的転換期が訪れました。翌年、政府は過去のハンセン病政策の過ちを謝罪する広告を全国主要五〇紙に掲載し、「ハンセン病問題の早期かつ全面的解決」を国民に訴えるに至りました。しかし、二〇〇三年（平成十五）に熊本で起きたハンセン病元患者（回復者）「宿泊拒否事件*」にみられるように、国民のなかに差別意識は根強く残っており、ハンセン病問題の早期かつ全面的解決のためには人権教育・啓発の徹底が不可欠です。

二〇〇二年（平成十七）十月、政府は真相の究明と再発防止を目的に、ハンセン病問題に関する検証会議を発足させました。以後二年半の間に、計一八回にわたる検討会議と療養所などを調査会場とした計二六回にわたる「検証会議」が開かれました。

二〇〇五年（平成十七）三月、同検証会議は二年半の綿密な調査検討をもとに「最終報告書」を提出しましたが、「教育」についても多くの分量が割かれています。

最終報告書第十三章「ハンセン病強制隔離政策に果たした各界の役割と責任（2）」では、法曹界・宗教界・福祉界とともに、「教育界の責任」が詳しく報告されました。また、第十九章「再発防止のための提言」第七節「人権教育の徹底」の中では、ハンセン病にかかわる人権教育を進めるうえで「正しい医学的知識を持つことの重要性をいくら強調しても強調しすぎるということはない」が、「病気を理由とした差別は許されないという立場を徹底するのでなければ、いくら正しい医学的知識の普及に努めたとしても、病気に対する差別・偏見は決してなくならない」という指摘がされました。さらに、人権教育の成果を上げるためには、「人間的交流、共感を持つことの必要性」と「若い人世代に重点的に啓発を行なうことの必要性」が挙げられています。

検証会議「最終報告書」は、教育界の歴史的な過ちと責任を明らかにしたうえで、現在の教師と文部科学省に今後の「人権教育」の徹底を求めています。

＊ハンセン病元患者（回復者）宿泊拒否事件　熊本県のホテルがハンセン病回復者の宿泊を拒否。入所者自治会が同ホテルに謝罪を要求して抗議したことが報道されると、自治会を非難する電話や文書が殺到した。この事件は国の隔離政策による偏見・差別の根深さを象徴している。

3 ハンセン病問題に対しての厚労省・法務省の優位性

しかし、ハンセン病にかかわる人権教育を推進する主体となる文部科学省は、その施策に主体性・独自性が見受けられず、法務省・厚生労働省とその関連団体の影響下にとどまることが多いのが実態といえます。

文部科学省・法務省は毎年『人権教育・啓発白書』を発行し、各省が実施した人権教育と啓発の実際を報告しています。[1] その平成十七年版をみると、「ハンセン病患者・元患者」について、厚生労働省・法務省からは、啓発パンフレット・情報誌の作成、資料展示、マスコミでの広報、人権侵害の調査、講演会・

シンポジウム・各種イベントの開催など、以前には考えられなかったような多数の取り組みが報告がされています。

一方、文部科学省からの報告は、次の受動的な記述のみです。

「文部科学省では、厚生労働省が作成したハンセン病を正しく理解するためのパンフレットの各都道府県への配布等に協力するとともに、ハンセン病に対する差別や偏見の解消のための適切な教育の要請を実施している」

平成二十四年版の『人権教育・啓発白書』をみても、厚労省・法務省の「ハンセン病患者・元患者」についての取り組みは平成十七年版以上に豊富ですが、文科省からの報告の記述はありません。

1 厚生労働省

- 六月二十二日を「らい予防法による被害者の名誉回復及び追悼の日」と定め、同日、厚生労働省の主催により法務省等の関係機関の出席を得て、追悼、慰霊、および名誉回復の行事を実施
- 浜松市で法務省等と連携し、ハンセン病問題に対する正しい知識の普及・啓発を目的とした「第十一回ハンセン病問題に関するシンポジウム」を実施
- ハンセン病を正しく理解するための中学生向けパンフレットおよび指導者向け教本「ハンセン病の向こう側」を作成・配布

❷ 法務省（人権擁護機関）

・「ハンセン病患者等に対する偏見をなくそう」を年間強調事項に掲げ、一年を通し全国で啓発活動を実施
・中学生等をパネリストとした、ハンセン病に関する「親と子のシンポジウム」を開催
・インターネットバナー広告の掲載
・全国版の小・中学生新聞への啓発広告の掲載
・人権相談等で、ハンセン病患者等に対する差別等人権侵害の疑いのある事案を認知した場合は、行為者に対し人権尊重思想の啓発、再発防止の措置
・国連人権理事会および国連総会に、ハンセン病に関する誤った認識や誤解に基づく偏見・差別をなくすための決議（ハンセン病差別撤廃決議）を提出し、平成二十二年十二月に国連総会本会議において採択

❸ 文部科学省

（記述はない）

厚労省・法務省だけでなく、最近は各地方自治体も独自の啓発活動を始め、さまざまな啓発パンフレットや啓発冊子を発行するようになりました。しかし、いずれも自治体の厚生・法務関係部局が担当しており、教育委員会も教師も関与していない場合がほとんどです。たとえば、香川県は『ハンセン病を知って

いますか？』という学習冊子を発行し、県下の小中学校に広く配布していますが、その企画作成は県薬務部感染症予防課です。[2]

厚生労働省主催の第一回ハンセン病問題に関するシンポジウム（二〇〇五年三月十四日）では、栃木県保健福祉部健康増進課の職員が次のように発言しています。

「県教育委員会の人権教育主管課と多磨全生園栃木県人会の御協力を得まして、ハンセン病資料館への見学とともに（入所者の）県人と小中学校の先生方との懇談会を実施いたしました。三〇名ほどの先生方が、県人会長の貴重な講演を聞き、県人会の方々と懇親を深めておりました。多磨全生園に向かうバスの中で、私がハンセン病についての一般的なことと、本県の施策について説明いたしました」「参加なされた先生方は、栃木県の小中学校教育の中枢を担う方々ばかりですので、今回の経験を通じて、ハンセン病問題について正しく認識されたことと思っております。その方々が小中学校に戻りまして児童生徒に対し、学校教育の中で、ハンセン病問題を題材として取り上げてくださることを期待しております」

――これらの県の厚生部局による教師に向けての啓発は、意欲的で効果的な取り組みですが、現在の教師と教育行政がハンセン病にかかわる「人権教育」の主体に成りきれていない現状を示しています。

1　文部科学省・法務省編『人権教育・啓発白書』各年度版、国立印刷局。
2　香川県薬務部感染症予防課発行の啓発パンフレット『ハンセン病の正しい知識と正しい理解を』（二〇一一）によると、「小学校高学年～中学校低学年向きに作成した『ハンセン病を知っていますか？』は、平成十六年から小中学校等に配布し、総合学習などで副読本として活用をお願いしています」。

④「上からの人権教育」の問題点

こうしてみると、私たち現在の教師は、政府の方針転換に従い、人権教育啓発法に従い、厚労省や法務省の啓発に従い、ようやくハンセン病にかかわる人権教育実践の端緒についたばかりの段階にいることがわかります。

しかし残念ながら、「ハンセン病」にかかわる人権教育は、私たち教師自身の切実で主体的な問題意識や民間の教育研究・教育運動の中で生まれてきたわけではありません。「平和教育」「同和教育」「いのちと性の教育」「ＨＩＶ・エイズ」にかかわる教育などとは対称的だといえるでしょう。

このような状況を「上からの人権教育」と捉えることができます。反省・総括のないうちに「上から」の指示に従うだけでは、私たち現在の教師も、隔離政策時代の教師と同じ構造の中にあるといえます。

ハンセン病にかかわる人権教育が一般化することは、ハンセン病問題の解決のためにも、児童生徒の人権意識の向上にとっても望ましい歴史的転換です。ところが、成果を収める一方で、「上からの人権教育」による新たな問題も生じていると感じます。わたしは各地の教育実践を調査するなかで、以下のような問題点に直面しています。

【安易な〝語り部〟講演の依頼】

各療養所には学校などに招かれて「語り部」活動をする入所者がいます。語り部による長い人生の苦労、被差別体験などの話は、児童生徒の心をゆさぶり、人権感覚を育てる絶好の機会となりますので、ハンセン病学習の中心に位置づける学校も数多くあります。しかし、講演を依頼するだけの安易さが一部の学校に見られます。

たとえば、ある入所者は、しばしば中学・高校を訪れて講演し、反響を呼んでいます。ところが、小学校からの依頼には応じていません。それは、一度小学校を訪問した際、「まったく話を聞いてもらえなかった。大さわぎされて。小さい子には差別とかむずかしいのでしょう」という理由からです。

しかし、この入所者の〝生々しい〟子ども時代の体験談、裁判の感動などの話は、決して小学生にわかりにくいとは思われません。「まったく話を聞いてもらえなかった」原因は、事前の学習、話を聞く動機づけなどの指導が不足していたことに問題があったと推測できます（二〇〇五年九月十九日、聞き取り）。

【問題意識を欠いた療養所訪問・見学】

最近では、ハンセン病療養所への「見学学習」が増えています。ところが、沖縄愛楽園・証言集編集事務局（当時）の吉川由紀さんによると、従来は真剣に学ぼうとする生徒ばかりだったのに、療養所見学の増加とともに、目的意識をもたない見学、マナーのない行動が目に付くようになったそうです。吉川さんは、ハンセン病市民学会富山全国大会教育部会（二〇〇六年五月十五日）で、次のように発言しています。

「見学に来る学校への対応について、園内での学習や見学者が増え、案内をするときに感じることがあります。学年三〇〇人くらいで、人権学習として四〇人くらいのグループに分かれて来園する学校があります。そうすると何となく来た生徒もいて、話を聞かず別なことばかりしており、説明をしていてむなしくなるときがあります。引率教員はとくに注意・指導をしてくれるわけでもなく、『ハンドマイクを使ってください』などといわれるのですが、観光ガイドでもないのにそんなことはできません。入園者の方も『どうせ聞いてないのだからもう言わない』とか『みせものにされている』との声もあります。生活圏の中に入ってきて学んだ気になって帰っていくようでいいのでしょうか」

【〝かわいそう〟という皮相的理解】

中途半端に学習した児童生徒の感想文には、「かわいそう」という表現がしばしば見られます。語り部の話を聞くというだけで、事前事後の学習が十分になされていない学校の場合も、児童生徒の感想に「かわいそう」「むかしの日本はひどかった」という同情や傍観者的表現がしばしば見られます。

教師がハンセン病の歴史や問題の根深さを知ることなく、適切な教材の作成や助言ができていないこと、そしてハンセン病回復者の被害体験のみを感傷的に扱って「抵抗体験」（人間らしく生きようとした姿、人権運動など）を扱わないことなどが原因です。

【心の通い合いのない交流】

最近は療養所と近隣地域の学校との交流の機会が増え、入所者と児童生徒の両者にとって実りある経験となっています。反面、各地の療養所で聞き取りをするなかで、交流の難しさや戸惑いの声も聞かれました。

山口シメ子さん（星塚敬愛園）は、著書『手紙』[3]で、初めて地元の中学校の文化祭に招待されたときの思いを書いています。地元の中学校とは、療養所で少女時代を過ごし、分校で学んだ山口さんにとって「本校」の中学です。初めての訪問に感動の去来を予期していた山口さんですが、実際は過去のつらさ、むなしさを思い起こすきっかけとなってしまったそうです。

「感慨一つ浮かばず、むしろ胸の中に白々しい嵐が吹きあれた。なんで、今頃になって近づいてくるんだという思い、一番交流してほしかったさびしくつらい小学校時代、多感な中学時代、その時は見向きもしなかった」

「年月がたちすぎたのだと思う。それからはどちらの文化祭にも行っていない」

交流を進める教師はハンセン病の子どもであった入所者、過去につらい被差別体験をして〝心の傷〟を抱えているハンセン病回復者の立場を改めて考える必要があります。交流はたしかに難しい面もあります。まずは教師自身がハンセン病回復者と心を通わせ、信頼関係を築くことから交流の第一歩を踏み出したいものです。

3　山口シメ子『手紙』皓星社、二〇〇四年、二〇三頁。

5 教育界の加害責任とは

前章までにくり返し述べてきたように、教師はハンセン病の子どもに対して直接深く関与し、人権侵害に加担してきました。教育行政も教育団体も、私たち教師も、等しく日本近現代史のなかでハンセン病者・回復者に対して誤った態度をとり続けてきました。教育界全体がハンセン病の子どもに対して負うべき責任は重大ですが、教育界はその過ちに対し無自覚であり続けてきたし、今日においても自己批判の声はほとんど聞かれません。

教育界の「加害責任」とは、より明確にはハンセン病の子どもであった人々への人生被害に対する教師の加害責任です。しかし、私たち現在の教師は、過去の教育界のおかした過ちを知り、責任をかみしめることで、これからのハンセン病にかかわる人権教育を主体的に創り出していくことができます。

では、これからの人権教育の前提として「認識」しておきたい教育界の加害責任を、前章までを振り返って具体的に挙げてみます。

①らい予防法のもとで教師は、学校の健康診断などで「らい」の子を見つけて警察・保健所に通報し、強制収容政策に協力してきた。（第三章【一】・【二】、第五章【一】）

②療養所に送られた子どもたちは過酷な人権状況におかれた。人間的発達の保障が阻害されただけでなく、命すら奪われることがあった。（第一章【一】・【二】、第二章【一】・【二】、第四章【二】）

③療養所に送られた教え子に、手紙や面会で接触を保とうとする教師は（ほとんど）いなかった。（第三章【一】）

④発病がわかった子どもや、親や兄弟が発病した子どもに対し、学校でのいじめを見逃し、教師も差別に加担した。時には教師が差別を先導し、いじめを誘発した。（第一章【一】、第三章【一】、第五章【一】）

⑤戦前・戦中、そして戦後数年間の療養所内教育は、学校ではない私的教育機関であり、劣悪な教育

環境におかれた。ハンセン病の子どもを教育から切り捨てたことに対し、教師は何もなさなかった。（第一章【三】、第二章【一】、第四章【一】、第五章【一】）

⑥戦後の分校・分教室時代、ハンセン病の子どもから感染する可能性がなかったにもかかわらず、その教育にあたった教師は、白衣を着て子どもたちに接し、物品を消毒するなどして真に人間として交わろうとせず、子どもたちを傷つけた。（第四章【一】）

⑦本校の教師たちは、分校・分教室の子どもたちに対し何の働きかけもしなかったし、差別することさえあった。（第五章【一】）

⑧一九五四年の熊本「未感染児童通学拒否事件」において、教師と教育界は傍観者でしかなく、差別に加担した。（第五章【三】）

⑨戦後、ハンセン病が治癒して感染性がないにもかかわらず、療養所出身の生徒に対する入学拒否事件が起こり、生徒の一生に大きな被害を与えた。（第五章【一】）

⑩戦前戦後を問わず、教師たちは、一般の子どもたちに対して、らい・ハンセン病について誤った知識を与え、誤解と偏見を広めた。（第三章【二】、第五章【二】）

⑪戦前戦後を問わず、療養所の付近の学校では学区域において療養所への差別状況が目に見えてあったにもかかわらず、療養所との交流やハンセン病問題の学習を実施することはきわめて稀であった。（第三章【三】、第六章【一】）

⑫以上の加害責任に対し、教師（教師の団体）は何の総括もしていない。（第五章【三】・【四】、第六章【一】）

【二】ハンセン病にかかわる人権教育の現状

1 社会科教科書への記載

現在、ハンセン病にかかわる「人権教育」をある程度のまとまった時間をかけて実施している小中学校では、主に総合的学習の時間を利用しています。総合的学習の時間の計画は、地域や学校、児童の実態等に応じて各学校が定めています。学習指導要領で例示される内容の一つに「福祉・健康」があることからも、とくに療養所付近の学校では、特色ある教育活動として取り上げやすくなっています。

しかし、地域の特色でなく「人権学習」としてハンセン病が一般の学校に広がるためには、「社会科」という教科で学年ごとの目標に応じた教材として取り上げられることも重要です。社会科教材としての「ハンセン病」が一般化すれば——多くの社会科教科書に「ハンセン病」が記載されれば——それに合わせて総合的な学習の時間も併用して実践する学校も増えるはずです。

小学校第六学年社会科の内容は、次の〝三つ〟の項目で構成されています。

①「歴史学習」………我が国の歴史上の主な事象

②「政治学習」………我が国の政治の働き、日本国憲法の考え方

③「国際理解の学習」………我が国とのつながりが深い国の人々の生活の様子、国際社会における我が国の役割

このうち「政治学習」の日本国憲法の学習では、憲法に示されている「基本的人権の尊重」「国民主権」「平和主義」の三つの原則を学びます。基本的人権を具体的に学ぶための資料・教材はさまざまにありますが、一般には教科書に記載されている資料・教材が授業の中心になります。基本的人権については、小中学校の社会科・高校の公民科の各段階で学習することが指導要領に定められ、それぞれに発達段階と目標に見合った教科書が作成されています。

以前は、社会科・公民科教科書でハンセン病が記載されることはありませんでしたが、平成十七年度以降、憲法学習の中で「ハンセン病」を取り上げる教科書が増えました。

【平成十七年版小学校社会科】

平成十七年度の改訂では、小学校社会科教科書（六年・下）六社のうち、二社に初めて「ハンセン病」が教材として取り上げられました。いずれも日本国憲法の基本的人権の尊重に関わる学習単元の中で扱われています。日本文教出版教科書では、単元名「わたしたちのくらしと政治」、小単元名「日本国憲法にはどんな特色があるの」において、ハンセン病の歴史と裁判について記載されています。教育出版教科書では、単元名「暮らしと政治を調べてみよう」、小単元名「憲法とわたしたちのくらし」においてハンセン病裁判が記載されています。

【平成十八年版中学校社会科（公民）】

中学公民教科書でも平成十八年版より、初めてハンセン病問題が記載されました。八社のうち六社が取り上げています（教育出版、日本文教出版、帝国書院、清水書院、大阪書籍、東京書籍）。

そのうち教育出版教科書では、「共生をめざして」という項で、部落・アイヌ・日韓問題とともに取り上げ、ハンセン病療養所入所者が中学校で講演し、同校生徒がハンセン病問題を扱った創作劇に取り組んだ事例を紹介しています。他の五社では、いずれもハンセン病裁判（国賠訴訟）を通してハンセン病への人権侵害例を紹介し、人権尊重の大切さを説いています。このうち大阪書籍では、憲法で保障される「救済を求める権利」（請求権）の行使の具体例として同裁判を取り上げています。日本文教出版、帝国書院では、判決後の原告（元患者）の声を紹介しています。

【平成二十三年版小学校社会科】

平成二十三年度の改訂では、十七年版と同じ二社（日本文教出版・教育出版）の教科書がハンセン病を取り上げていますが、ハンセン病を記載する教科書会社は増えませんでした。日本文教出版では「人権を守る」という項の中で一ページを使って、ハンセン病関連年表、らい予防法の解説、裁判での原告の訴えと判決結果、国と原告の和解の写真などを記載しています。

【平成二十四年版中学校社会科】

七社のうち六社が取り上げています（教育出版、日本文教出版、帝国書院、清水書院、東京書籍、自由社）。そのうち自由社は教科書本文の中で「克服しなければならない課題」の一つとして、「ハンセン病の元患者」と表記されているだけですが、他の五社の教科書ではハンセン病の基本的な知識とハンセン病裁判について本文やコラムで紹介されています。五社ともに写真も載せられていますが、いずれも国賠訴訟に関する写真です。

小中学校ともに、ほとんどの教科書に共通するのは、二〇〇一年（平成十三）のハンセン病国賠訴訟の意義が憲法の「基本的人権の尊重」の関係の中で説明されていることです。人権侵害の根拠となった「らい予防法」が司法により違憲であったと判断され、行政（政府）は控訴をせず啓発につとめている現状から、ハンセン病裁判は教科書に取り上げるのに適した事例といえます。

しかし、どの教科書もハンセン病患者・回復者への「人権侵害」の生々しい実態には十分に触れていません。被差別の中で生きた人々の思いに〝共感〟できるような記述はほとんど見受けられません。知識的理解のみに終わらせないためには、教科書の記述をベースとして、それぞれの教師が教材や学習活動に工夫を加えることが求められるでしょう。

また、教科書の記述、表現にも改善すべき点があります。

『ハンセン病をどう教えるか』（解放出版社、二〇〇三）の著者の一人である延和聰《のぶかずとし》は、「感染」ではなく「伝染」という表現があること、現在はいない「患者」という表現が多いこと、「らい予防法」の説明がないため国の過ちが明確でないこと、「ハンセン病問題基本法」の記述がないこと――などの問題点を指摘しています。[4]

4　二〇一二年十二月二十七日ハンセン病市民学会教育部会合宿（於・星塚敬愛園）でのレポートから。

2 療養所付近の小中学校の交流・学習実施状況調査から

わたしは二〇〇六年（平成十八）二月から三月にかけて、国立ハンセン病療養所のある市や町の小中学校すべてに郵送でアンケート調査を実施しました。調査内容は、各小中学校とハンセン病療養所の「交流」、ハンセン病にかかわる「学習」の実施状況についてです。調査対象となった学校総数は三八五校です。そのうち二二八校が回答を寄せ、回答率は五九・二パーセントでした。

その結果の概要を報告すると、各療養所と何らかの「交流」を実施している学校は一八・八パーセント、「学習」を実施している学校は二七・六パーセントでした。設問は「交流」「学習」ともに、

「㋐二年以上継続して実施している」

「㋑実施したことがある」

と区分していますが、「㋑実施したことがある」（今年度よりの取り組み、あるいは過去に一度だけ）の割合は、「交流」が一二・七パーセント、「学習」が一四・九パーセントでした。

このことから療養所付近の小中学校では、「交流」「学習」ともに一年ずつ大きく実施する率が高くなっていることがわかります。とくに学習の実施状況は急増し、㋐㋑合わせて二六・七パーセントと、ほぼ〝四校に一校〟以上の割合でした。この数値が十分な「実施状況」を表すかどうかは評価が分かれるところですが、らい予防法時代の療養所付近の教育状況に比較すれば、実施率は飛躍的に高まったといえます。

市町ごとの実施率には大きな違いが見られますが、アンケート依頼の条件として「自治体名や学校名を公表しない・比較しない」と断わっています。

〔資料〕

教育状況についてのアンケート

学校名　（　　　　　　　　　　　　　　　　）

1　貴校では近隣のハンセン病療養所の皆様となんらかの「交流」を行っているでしょうか。該当する記号に○をお付けください。
　ア　継続して行っている。（2年以上実施している）
　イ　実施したことがある。
　ウ　まだ実施していない。

2　上の質問で、アまたはイと回答された場合、どのような「交流」を実施したのか、できるだけ具体的にお教えください。（学年、行事名、活動内容等）

3　貴校では近隣のハンセン病療養所に関するなんらかの「学習」を行っているでしょうか。該当する記号に○をお付けください。
　ア　継続して行っている。（2年以上実施している）
　イ　実施したことがある。
　ウ　まだ実施していない。

4　上の質問で、アまたはイと回答された場合、どのような「学習」を実施したのか、できるだけ具体的にお教えください。（学年、教科・領域、単元名、学習活動・学習内容等）

5　その他に、貴校と近隣のハンセン病療養所に関する情報、貴自治体での啓発活動などについての情報がありましたら、お教えください。

3 実践を進める教師たち

では、現在（らい予防法廃止・国賠訴訟判決以後）のハンセン病にかかわる人権教育は、実際の教育現場でどのように実施されているのでしょう。

紙数の関係で事例の概要のみとなりますが、主な先進的な「実践事例」を紹介します。いずれも、「ハンセン病」が教育の場で児童・生徒・学生らに与えることのできる教育素材としての価値の高さを示す事例です。わたしが直接取材・交流できた教師による実践や、教師としてのわたし自身が影響・感化を受けた事例の紹介ですので、地方による偏りや最新の実践を記録できていない面があることをご承知おきください。それぞれの教師の所属（学校名）は、取材当時や資料掲載時のものです。

【小学校での実践】

療養所との交流がもっとも盛んであることで知られるのは、大島青松園（香川県）に隣接する高松市立「庵治第二小学校」です。高松港より高速船で約二〇分、桟橋の目の前が大島青松園です。療養所と職員官舎、庵治第二小学校がこの島のすべてであり、児童の保護者は全員青松園の職員です。平成二十・二十一年度は児童がいなくなり休校していましたが、平成二十三年度より再開しています。

休校前のホームページ冒頭に「いつまでも 入所者の方の 孫であり続けたい！」とあるように、入所者との交流が盛んです。すべての行事は青松園との交流を考え企画され、たとえば、運動会も「ふれあい運動会」として、入所者を招いて実施されています。学校便りは入所者に児童が直接配布しています。療養所内には「庵治二小コーナー」があり、写真や新聞を貼って入所者に児童の活動の様子を伝え、喜ばれています。

なかでも、総合的学習の時間による「大島案内株式会社」の活動は特筆に値します。これは、療養所見学のために大島を訪れる人々に対して、島内のハンセン病に関する史跡等を案内するガイドツアーです。わたしも大島を訪れた際に、子どもたちからのガイドで島内を歩いた経験がありますが、子どもたちが学んだことを伝えようと真剣に案内する姿に心を打たれました。しかし、このような交流活動も一九九六年（平成八）に「らい予防法」が廃止されてからという事実にも驚かされます。それ以前は、児童は本館より奥の住居地区には立ち入ることはなく、入所者が学校を訪れる機会もまったくなかったそうです（二〇〇四年七月三十一日、取材）。

同校（高松市立庵治第二小学校）で大島青松園との交流学習を開始したのは、大島青松園の職員の子として島に育ち、同校の教頭・校長を務めた奥村学さん（ハンセン病を正しく語り継ぐ会代表）です。

子ども時代に染みついた差別意識を払拭できず、大島出身を公言しないで教員生活を送ってきた奥村さんですが、母校に戻ってから、児童が何の偏見もなく入所者に接している姿を見て、故郷を隠していた自分を省み、児童が故郷に誇りをもてるように「ふるさと教育」として「ハンセン病理解と交流」の実践に力を入れることとなりました（二〇〇六年五月十日、二〇〇九年十二月二十六日、聞き取り）。

鳥取県大山《だいせん》市立大山西小学校児童と長島愛生園入所者の石田雅男さんの交流の様子は、二〇〇五年（平成十七）に『人間として生きたい――ハンセン病の今――』（共和教育映画社）として映画化されました。石田さんは、十歳のとき、「らい病」と診断され、鳥取県の境港駅から貨物列車、トラックに乗せられて「荷物」のような扱いをされ、強制的に隔離されています。同映画は、その過酷な六十年の人生と子どもたちとの交流を通して、「人間の尊厳とは何か」を問いかけるドキュメンタリーです。

石田さんが「大山西小」で講演したことをきっかけに、当時五年生だった児童との交流が始まりました。その後、大山西小の児童が長島愛生園にバスで石田さんを訪ねたり、ハンセン病をテーマにした人権劇を校内で上演して石田さん夫妻に観てもらったりして交流を深めてきました。その指導を中心となって進めた矢倉美和子教諭は、同校で従来から進めてきた同和教育を真に充実させるために、児童にとって切実で具体的な人権問題として捉えやすいハンセン病問題を学ぶ必要があった、と述べています（二〇〇六年九月二十日、聞き取り）。

矢倉教諭は、二〇〇六年八月に開かれた第三十一回部落解放・人権確立鳥取研究集会（テーマ「差別の現実から深く学び、人権確立のために進んで実践しよう」）の全体会においても多くの教育関係者を前に実践報告をし、「差別なんてしていないと思い込んでいる自分と向き合うことが人権学習」であるとの問題提起をしています。[5]

大分県別府市立「上人小学校」の溝部京子教諭は、小学生にはわかりにくいハンセン病問題を低・中学年の児童の発達段階に見合った「紙芝居」として教材化し、授業に活用しています。溝部教諭がこの教材化に取り組んだきっかけは、二〇〇二年三月、「ハンセン病回復者の社会復帰に向けて共に歩む会・大分」の総会に、たまたま同僚に誘われて参加したことだそうです。

「菊池恵楓園入所者の阿部智子氏が今もふるさとへ帰れないでいることを語ってくれたとき、胸が詰まる思いがした。生まれた家に帰れなければ私が案内してふるさとを感じてもらえないだろうか？自分にも何かできないだろうか、何かしたいと思った」（ハンセン病市民学会ホームページより）

それ以来、溝部教諭は学校に菊池恵楓園入所者の阿部さんご夫妻や、回復者でシンガーソングライターの宮里新一さんらを招いたり、子どもや保護者の有志とともに療養所やコンサートに訪れたりして交流を進めています。

「紙芝居」は学年や内容に応じて次のように多様に作成し、成果を上げています。

・**「アリとゾウ」**……宮里さんの生き直しコンサートに至るまでの半生
・**「ありんちゃんと森のどうぶつたち」**……アリとゾウの改訂版
・**「ドクとトリッピー」**……隔離に反対をしていた医者や理解者の話
・**「大きいふくろうと小さいふくろう」**……現在の支援者の活動紹介
・**「ありたちのさいばん」**……ハンセン病国賠訴訟の始まりから勝利までの話
・**「ふるさとに帰れないありさん」**……いまも〝ふるさと〟に帰れない回復者とその家族の苦しみ
・**「かなしい里帰り」**……宿泊拒否事件を考える

このうち「アリとゾウ」は、二〇〇四年（平成十六）に大分県九重町教育委員会によって啓発学習資料と

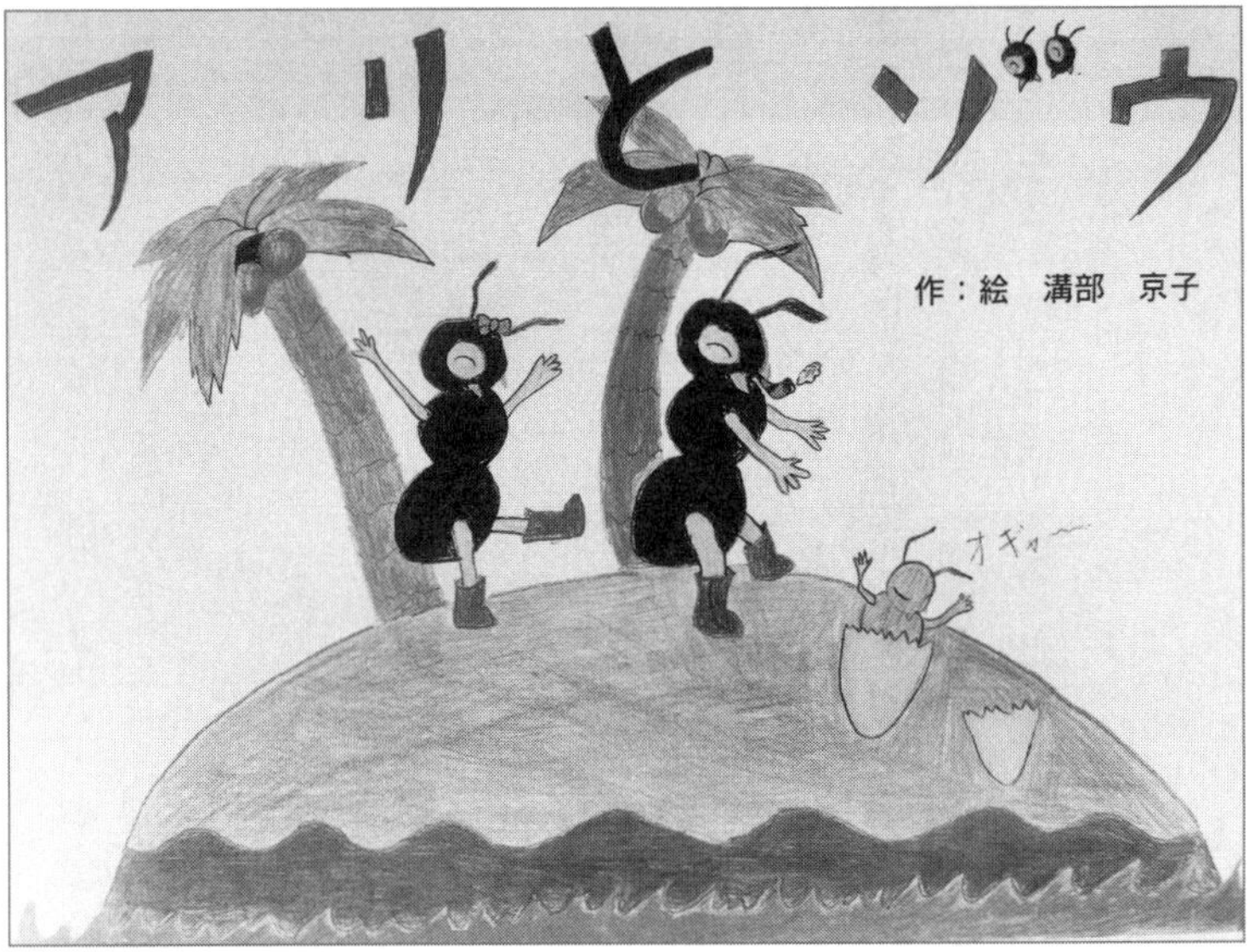

紙芝居教材「アリとゾウ」

溝部京子教諭は、小学生の発達段階に見合った紙芝居を数種類自作し、授業に活用している。この紙芝居が有効な教材であることが認められ、大分県九重町教育委員会によって刊行され町内各校に配布されたことも画期的である。

して刊行されました（二〇〇六年十二月二十四日、ハンセン病市民学会教育部会での報告）。

自作の「紙芝居」を教材として活用している事例としては、鹿児島県南大隅町立神山小学校の大木貢治教諭の実践も秀逸です。大木教諭は、星塚敬愛園の女性入所者の半生――家族との別れ、患者作業、監禁室、夫の断種など――を紙芝居で表現し、五年生用の教材として活用しました。また被害体験だけでなく、この女性が国賠訴訟の原告となり、勝訴後に初めて本名を名乗ったことなど、人間としての尊厳を取り戻す過程も描かれています。児童の感想に、大木教諭は「人間のたくましさに気づいてくれた」と、その手応えの確かさを感じたと述べています（二〇一〇年五月十五日、ハンセン病市民学会教育部会での報告）。

多磨全生園に最も近い東京都東村山市立青葉小学校では、一九九四年（平成六）に「全生園・ハンセン病学習」がスタートしました。六学年社会科の憲法学習で、基本的人権の尊重を理解する身近な地域教材として位置づけられました。身近であっても知る機会のなかった児童ですが、当時の自治会長・平沢保治さんらから学んだことを地域に伝えようと、「ハンセン病新聞」を高松宮記念ハンセン病資料館で展示してもらいました。

児童の意欲と人権意識の向上に手応えを感じた教師たちは、翌年からも年間計画に正式に位置づけ、六年生だけでなく各学年で多磨全生園をフィールドにしての活動に取り組み始めました。その後、総合的学習の時間が導入されたことから、地域の特色を生かした学習、児童が自ら学び体験できる場として、時間的にも十分に取り組める状況になりました。

二〇〇一年、二〇〇二年（平成十三、十四）には、多磨全生園を会場にして、「学ぼう・生かそう・広げよう、地域の宝～全生園の学習を通して～」というテーマで、研究発表会を開きました。

「青葉小」の特色は、六年間を通してさまざまなかたちで全生園の人びとや自然とふれ合うことを重視し、最終的には命と人権の尊さを学ぶことをねらいとしていることです。

二〇〇二年の同校研究紀要から、低・中・高学年の主な学習を紹介します。

● 低学年では、「親しむ・遊ぶ・みつける」などの体験活動が中心。

――主な学習対象は、草花・木・昆虫・季節など。生活科でのフィールドワークとして実施。

● 中学年では、全生園にある具体物を調査・観察する活動が中心。

――主な学習対象は、地図・施設・史跡・自然など。三年生からの学習の積み上げで、四年生では、地域の人々に全生園を案内するガイドツアーを実施。

● 高学年では、全生園の方との交流を通して、人権と命の尊さ、人間の生き方などを学ぶことが中心。

――五年では総合学習「みどりの宝・全生園」で、全生園自治会が進めてきた緑化運動から環境と人権について学ぶことが中心。

六年では総合学習「命と人権の尊さを学ぼう」で、多くゲストティーチャーの協力によってハンセン病の歴史を学び、憲法学習と結びつけることが中心。地域から差別を一掃することを願っての学習発表会も実施。

同校（青葉小学校）で新任として二〇〇二年の研究発表会を経験した小栗和弘教諭は、次のように語っています。

「人権意識を育てるには、抽象的な話題や、身近ではない話題、道徳の教材だけでは足りなかったと思います。偶然ではありますが、全生園という優れた教材に出会えたこと、私も子どもも幸せでした。また、自分自身が『知って欲しい』と思えるテーマに出会えたことです。人権意識をもち、全生園を大切に思う子どもを、今後も育てたいと思っています」（二〇〇六年十二月二十三日、聞き取り）。

小栗教諭は多磨全生園という地域のハンセン病療養所との交流学習を通して、子どもたちが成長する姿を実感し、その指導・支援の工夫に主体的に取り組むことによって自らが教師として成長していったことをも実感することができたといいます。このように「ハンセン病」との出会いは、子どもだけでなく、教師にとっても大きな意味をもつことを示す事例です。

全生園に最も近い青葉小学校の実践は東村山市内の各小中学校に広がり、現在はほとんどの学校でハンセン病学習が教育課程に位置づけられています。たとえば野火止小学校では、二〇〇二年（平成十四）から五学年の総合的学習の時間の過半数を単元「人権の尊さを学ぼう～全生園にかかわる取り組み～」にあてています。

二〇一〇年（平成二十二）には、同校児童と全生園前自治会長の平沢保治さんが質疑応答するやりとりが、国立ハンセン病資料館によって啓発ＤＶＤとなりました（『平沢保治さん講演・小学校高学年編』）。また二〇一二年（平成二十四）には、代表児童らが全生園を会場とした「緑の祭典」において自分たちの学習の成果を報告し、全生園の緑を「人権の森」として大切にしたいと訴えました。

これらの指導の中心となった久永晃大教諭は、以前はハンセン病のことをまったく知らなかったそうですが、「重いテーマなので悩んだけど、いままでの指導計画や学習資料集をもとにして、自分なりに工夫を加えて授業ができた」と述べています。そして、学校としての計画・実践・記録の積み重ねの大切さを痛感したそうです（二〇一二年十一月二十三日、聞き取り）。

5　米子市人権教育センター編「ひゅーまんらいつ」二〇〇六年八月号。

【中学・高校での実践】

中等教育においても、全国各地でハンセン病療養所との交流学習、差別問題としての人権学習も徐々に活発になってきました。

広島県の私立盈進《えいしん》中学高等学校のヒューマンライツ部（旧　同和教育部）は、人権や平和をテーマにさまざまな活動を進めています。とくにハンセン病問題については、同部の活動の大きな柱となっています。一九九八年（平成十）には、長島愛生園（岡山県）でのフィールドワークや入所者との交流・聞き取り・感想などをまとめた報告集『手と手から　――ハンセン病療養所の方々との出合い――』を発行しています。

同校教諭で顧問の延和聰《のぶかずとし》教諭は、

「何ごとも識《し》ることからはじまるが、それを全てとしてはならない。頭だけの理解では、ひとは行動に出ない。……どう受け止めて（自分が）どう変わるか。この問いは重い。私は行動の中に自己発見が多いと思っている。本書の発行はそのためである。『手と手から』と題された所以である」

と述べています。[6]また、延教諭は『ハンセン病をどう教えるか』（解放出版社、二〇〇三）では「ハンセン病療養所の教育から」の章を執筆担当しており、同書は授業実践を行なううえで、教師にとって基礎的で重要な資料となっています。

梅野正信・采女《うねめ》博文編著『実践ハンセン病の授業』（エイデル研究所、二〇〇二）は、副題に「『判決文』を徹底活用」とあるように、実際の授業実践の事例集です。両著者は鹿児島大学の教授（当時）であり、梅野教授は大学で「ハンセン病講座」も担当しています。同書は大学での研究・理論に終わらず、鹿児島県の小中学校・高校の教師たちとの学習会や、判決文を活用しての授業研究と授業実践を経てまとめられた点で画期的です。同書の内容は、理論編と授業編、教材資料に分かれています。理論編では「ハンセン病訴訟判決文を学ぶ」、「判決文を読み解く　――法的判断力を養う――」、授業編では「導入で元患者の心の痛みを共有する」（小学校）、「導入で子どもの興味関心を高める」、「発表学習で認識を深める」、「調べ学習で子ども自ら追及する」（中学校）、「人権問題を考える契機として」（高校）などがあります。そのほかに、ハンセン病問題を学ぶうえでの多彩なコラムや資料が盛り込まれています。

鹿児島ではこのような先行実践を踏まえて、二〇〇六年十月に鹿児島県教職員組合肝属《きもつき》支部とハンセン病問題教育課程研究委員会が、小・中学生にハンセン病問題をわかりやすく教えるための小冊子、ハンセン病問題教育課程試案『伝えよう！　過去を　今を　これからを』を作成しました。教職員組合によるハンセン病にかかわる人権教育を推進した取り組みは、わたしの知る限りこれが初めてです。

同書は、小中学校の教師ら一二人がチームをつくり、五時間で学べるように編集したといいます。教師らは鹿屋市の星塚敬愛園の入所者から聞き取り調査も進め、ほぼ一年がかりで冊子にまとめました。県教組肝属支部長で鹿屋市立大姶良《あいら》中学校（当時）の今村久雄教諭は、

「ハンセン病問題は人権問題でありながら、地域の中でなかなか理解が広がっていかないもどかしさを感じていた。この小冊子を各学校で活用してもらい、点が面になっていけば」

と語っています。

大姶良中学校は学区域に星塚敬愛園がありますが、今村教諭が初めてハンセン病問題を教育に取り入れたのは、一九九九年（平成十一）の文化祭で、有志によるハンセン病をテーマとした構成劇上演活動でした。構成劇に初めは乗り気でなかった生徒たちですが、入所者と交流を重ね、思いに触れるなかで少しずつ本気になっていったそうです（二〇〇九年五月十日、ハンセン病市民学会教育部会での報告）。

長島愛生園内の邑久《おく》高校新良田《にいらだ》分校で一九六三年（昭和三十八）から一九八八年（昭和六十三）の閉校時まで教員生活を送った横田廣太郎《ひろたろう》さんは、退職後の現在は各学校の人権教育研修会や教職員団体での講演などで、その経験を教育関係者に伝える活動に尽力しています。

たとえば、二〇〇四年一月の岡山県高等学校教職員組合青年部主催「中国・四国・九州ブロック青年教職員学習交流集会 in OKAYAMA」では、「ハンセン病療養所に高校があった」と題する講演をし、岡山県教組ホームページでは「ハンセン病を患った生徒たちの生き生きと生活する姿が想像でき、ハンセン病を人権の面からだけでなく教育の面から考えることができました」と報じています。また、ハンセン病問

題第十六回検証会議（二〇〇四年四月二十一日）でも、邑久高校新良田分校についての経験を自己批判も含めて証言しています。

大学生（岡山大学）時代に、長島愛生園内の邑久高校新良田分校で美術科の講師をつとめていた三宅洋介さんは、講師時代に「ハンセン病問題」「ハンセン病の高校生」と出会ったことを原点として、その後大阪で教職生活を送りました。新良田分校時代、教え子の高校生が岡山県美術展に入賞しましたが、分校の主事は「らい予防法」を理由にその教え子の県美術展出席を許さず、三宅さんは強い憤りを感じたそうです。

その後、三宅さんは大阪府の中学・高校で、とくに同和教育を推進し、教職生活を閉じました。現在では「教員時代にやり残した課題」（二〇〇六年五月九日、聞き取り）であるハンセン病問題に取り組むために、二〇〇三年（平成十五）に結成した「ハンセン病問題を考えるネットワーク泉北《せんぼく》」で多くの仲間と活動し、たとえば同郷の長島愛生園入所者・近藤宏一《こういち》さんとの交流と泉北での講演会を実現させています。

また、ネットワーク泉北は、近藤さんの「盲人楽団」[7]の経験を『ぼくのハーモニカ』（二〇〇四）という学習教材にまとめ、小学校などで実際に活用できるようにしました。『ぼくのハーモニカ』には「ハンセン病」という言葉はあえて使用していませんが、近藤さんの心情に迫るすぐれた絵本であり、学習教材です。

ネットワーク泉北の一員である和泉市立信太中学校の門林《かどばやし》真人教諭は、二〇〇一年（平成十三）に近藤さんの帰郷を車の運転手としてサポートした経験から、

「近藤さんの『ふるさと』帰りを少しでもお手伝いできたことが、その後の『ハンセン病問題を考えるネットワーク泉北』の近藤さんをモデルとした教材『ぼくのハーモニカ』の作成へとつながり、『よみがえる青い鳥楽団』の講演会へとつながっていった」

と述べています。[8] この門林教諭の言葉は、教師が実際に人間としてハンセン病回復者と交流することの大切さ、ハンセン病問題を「知る」だけでなく、「行動する」ことの大切さを示しています。

また、「ネットワーク泉北」には同和教育実践の蓄積があり、人権教育の理念と方法をメンバーが共有していたことが、短期間で先進的な取り組みを進める基盤となったと思われます。

沖縄の比嘉《ひが》正央《まさなか》教諭は、保健体育の教師としてＨＩＶ・エイズ教育に尽力し、二〇〇四年にはＨＩＶ人権ネットワーク沖縄（ＮＰＯ法人）を設立しました。。比嘉教諭はＨＩＶ・エイズの啓発活動を続けていくなかで、同じ感染症のハンセン病と出会い、有志の小・中・高・大学生、社会人たちとともに、当事者との交流、学習会、療養所訪問などを始めました。そして、「人権フォーラム」（ＨＩＶ人権ネットワーク沖縄主催）などで、子どもたち・青年による「エイズ・ハンセン病」をテーマとしたミュージカル制作と上演を指導しました。ミュージカル上演は沖縄県内にとどまらず全国に広がり、各地で感動と共鳴の輪を広げています。比嘉教諭による、こうした学校教育の枠を大きく越えて子どもや青年の〝学び〟と〝表現の場〟を創り出すというダイナミックな教育実践は、他に類を見ません。

比嘉教諭は沖縄県立首里東高校においても、平成十六・十七年度文科省・沖縄県教育委員会人権教育指定校の研究を推進しました。のちに県の指導主事となりましたが、現在は中途退職し、「ＨＩＶ人権ネットワーク沖縄」理事長として活躍しています。二〇一四年には、これまでの各地での教育実践を集約して、ハンセン病問題を中心とする人権教育カリキュラムと学習資料集の作成に向けて精力的に活動を進めています。

北海道「はまなすの里」という市民団体は、二〇一三年に『ハンセン病問題を授業化する　おまえ、もう学校に来るな！』を発刊しました。[9] きっかけは、前年に「はまなすの里」が企画した「ハンセン病問題研修プログラム」に道内の中高教員六名が参加し、東京の多磨全生園を訪れたことです。園内や国立ハンセン病資料館の見学、回復者・医療関係者からの聞き取りなどの研修を終えた教員らは、「テキスト作成委員会」を設置し、一年余後には『ハンセン病問題を授業化する　おまえ、もう学校に来るな！』を道内すべての中学・高校に配布することができました。

同書第一部では、基本的知識・歴史認識とともに「ハンセン病」を教育に取り上げることの理由が整理されて述べられています。とくにわたしは、ハンセン病回復者の「人間の尊厳への熱望」に注視させたいという提案、「子どもたちが夢と希望を持つために、ハンセン病問題を学習する」という理念に深く共鳴しました。

第二部「エピソードを教材化する」では、具体的な教材・学習計画案が多様に提示されています。その特色は、個々の教材（エピソード）に対して、ロールプレイング、グループワーク、ケーススタディ、ディベート、体験学習などの動的な手法で授業化することを提案していることです。たとえば、ロールプレイング「おまえ、もう学校に来るな!」では、作成委員である教師たちが東京で直接聞き取りした事例を

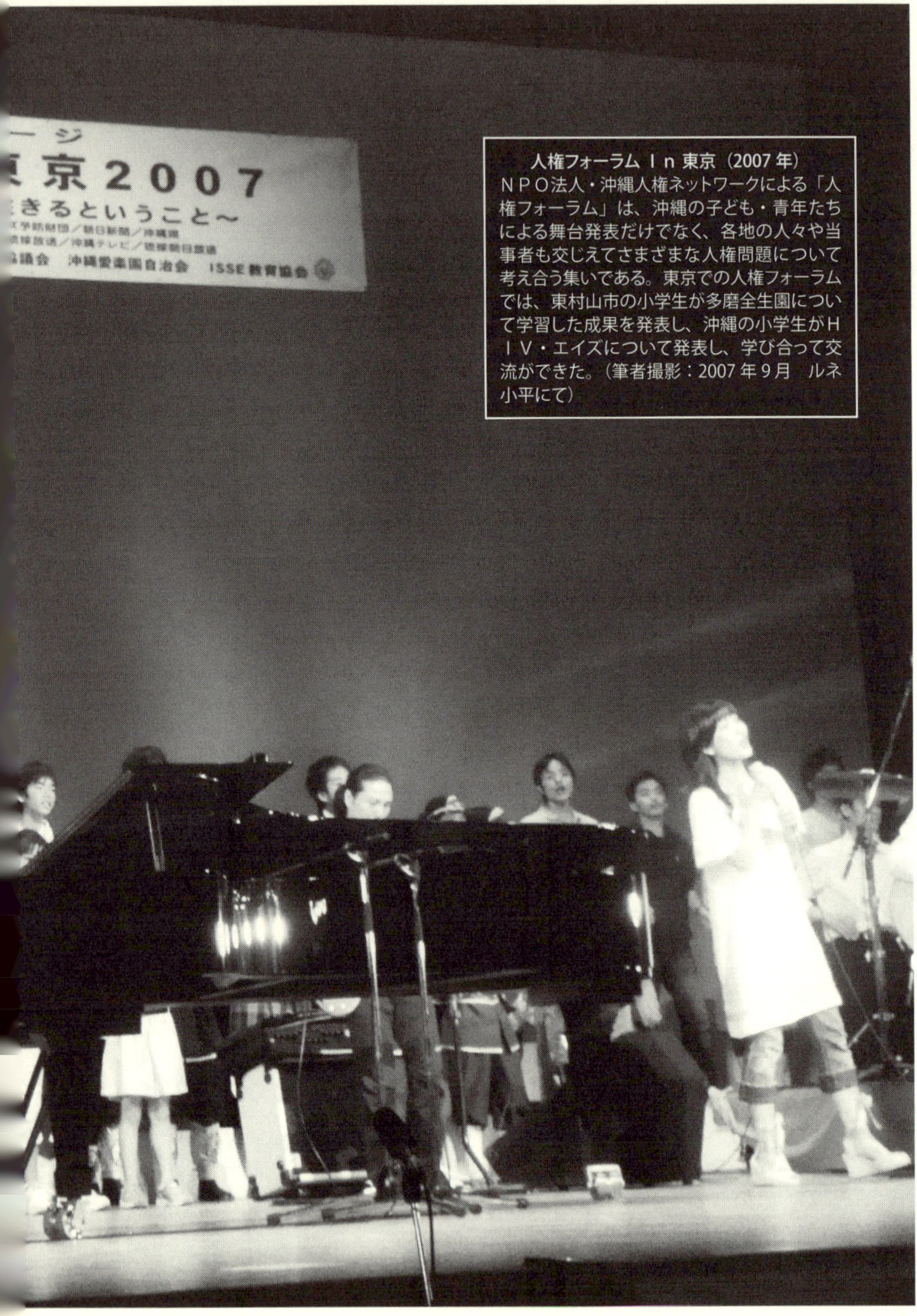

人権フォーラム Ｉｎ 東京（2007年）
ＮＰＯ法人・沖縄人権ネットワークによる「人権フォーラム」は、沖縄の子ども・青年たちによる舞台発表だけでなく、各地の人々や当事者も交じえてさまざまな人権問題について考え合う集いである。東京での人権フォーラムでは、東村山市の小学生が多磨全生園について学習した成果を発表し、沖縄の小学生がＨＩＶ・エイズについて発表し、学び合って交流ができた。（筆者撮影：2007年9月　ルネ小平にて）

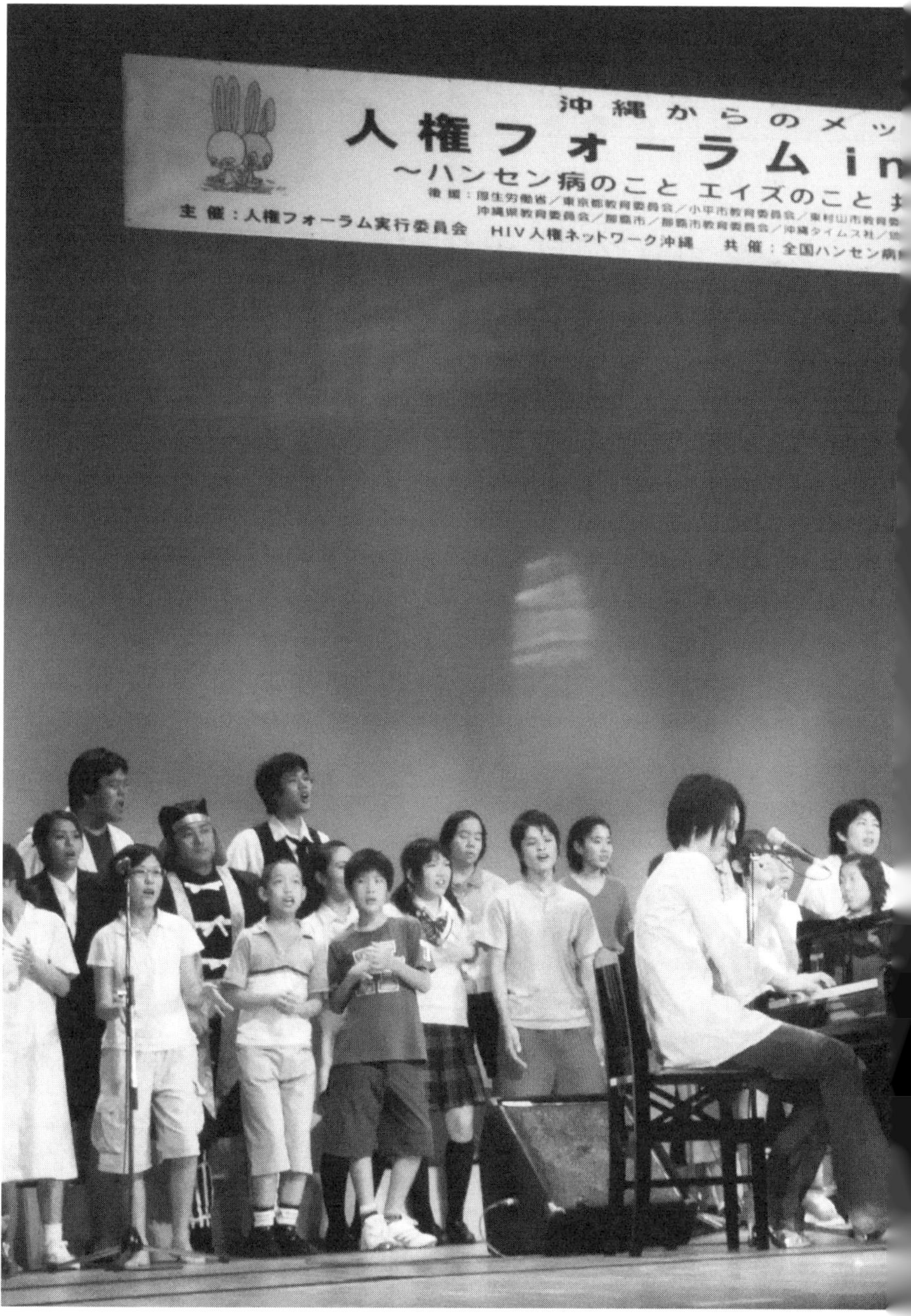
沖縄からのメッ
人権フォーラム in
〜ハンセン病のこと エイズのこと
主催：人権フォーラム実行委員会　HIV人権ネットワーク沖縄　共催：全国ハンセン

〝シナリオ化〟しています。生徒たちは子どもや教師の役割を演技しながら感じたことをもとに、この事実をどう受け止め、どのような問題を見いだしたかを議論し、「子どもの権利条約」と照らし合わせて考えを深めていきます。

ここには、生徒たちが学習の主体者となってほしい、どの学校でも授業に取り入れやすくしたいという作成委員会の意図と熱意がうかがえます。

6　盈進高校同和教育部編『手と手から――ハンセン病療養所の方々との出合い――』一九九八年、二三九～二四〇頁。
7　近藤宏一さんらの盲人楽団（青い鳥楽団）の活動については、国立ハンセン病資料館でも展示されている。
8　ハンセン病問題を考えるネットワーク泉北編『ふるさとの風にふれて～よみがえる青い鳥楽団』二〇〇五年。
9　ハンセン病問題を核にした「人権教育」啓発テキスト作成委員会編『ハンセン病問題を授業化する　おまえ、もう学校に来るな！』二〇一三年。

【大学での実践】

埼玉大学の清水寛教授は、教育学の分野で唯一、一九八〇年代からハンセン病療養所内の教育を調査してきた研究者です。教師が「ハンセン病の子ども」に焦点を当てた授業実践を試みようとするならば、清水教授の論文・報告書に目を通すことは必須といえるでしょう。

清水教授は、埼玉大学のゼミ活動では学生とともに数多くの調査・発表に取り組み、「ハンセン病児問題史」の解明に取り組んできました。その成果は、清水寛編・埼玉大学障害児教育史ゼミナール集団著『ハンセン病療養所における子どもたちの生活・教育・人権の歴史と未来への教訓――国立療養所多磨全生園を中心に――』（一九九九）、同編著『ハンセン病療養所における子どもたちの生活・教育・人権の歴史と未来への教訓――国立療養所栗生楽泉園を中心に――』（二〇〇〇）として結実しました。これらの著作から、学生たちが各療養所入所者や退所者から多くの聞き取りを進め、障害児教育を学ぶうえで重要な「人間の尊厳」についての洞察を深めていったことがわかります。

現在の大学でのハンセン病にかかわる教育は、社会学・教育学・歴史学・医学薬学・看護学・福祉などのさまざまな専門領域の中で盛んに取り上げられています。とくに、ハンセン病国賠訴訟判決以来は、大学教員や大学生・大学院生らの研究対象として論文にまとめられることが増え、その学問的成果が現実のハンセン病問題の解決に向けて大きく寄与しつつある例も少なくありません。

以下に、大学での講義やゼミ活動にとどまらず、大学生らの主体的なフィールドワークが現実の問題に立ち向かっている二つの事例を紹介します。

「神戸大学」（大学院）発達科学部では、松岡広路教授を中心として「ＥＳＤ」への取り組みを推進しています。ＥＳＤとは「持続可能な開発のための教育」（Education for Sustainable Development）の頭文字であり、二〇〇二年の国連総会では、二〇〇五年からの一〇年間を「ＥＳＤの一〇年」とすることが決議され、ユネスコによって国際的に推進されています。

神戸大では、各地域でのさまざまなプロジェクト学習に学生たち自身が取り組み、ＥＳＤとしての成果を上げています。その一つが、「ＥＳＤボランティア塾ぼらばん」（以下「ぼらばん」）による邑久光明園（岡山県）をフィールドとした交流活動・ボランティア活動です。「ぼらばん」は神戸大の学生だけでなく、高校生・大学生・大学院生・社会人など幅広い層のメンバーで構成され、二〇〇七年より夏休みを利用して、同園に宿泊してのワークキャンプを実施しています。

二〇〇八年のワークキャンプでは、海岸清掃・草刈り・沈船の引き上げなどの作業、園内夏祭りの手伝いや舞台出演、園長からの講話、入所者との交流などを実施しています。二〇〇九年には、さらに発展させて、同園内にハンセン病の歴史を学ぶことができる場として「広場」づくりのプロジェクトに着手し、数年がかりでの完成を目指すことになりました。

「ぼらばん」の活動は、参加した若者たちにとって貴重な経験と学びの場になっただけでなく、かつては閉ざされた島の療養所であった同園の人々にとっても社会の大きな変化を感じる手応えとなったと思われます。――なお、二〇一〇年十一月には、神戸大学大学院人間発達環境学研究科と邑久光明園が、啓発活動や人権教育を連携して進めるための「協定」を結びました。国立療養所が大学との「協定」を結ぶのはこれが初めてのケースです。


同じく学生等によるワークキャンプに取り組む団体として、早稲田大学の学生を中心とするNGO「橋―Qiao―」(以下「チャオ」)の活動も特筆に値します。

チャオの発足のきっかけは、二〇〇三年に早稲田大学平山郁夫記念ボランティアセンター(WAVOC)客員講師であった西尾雄志さん(日本財団学生ボランティアセンター所長)が、大学で行なった「ハンセン病講座」でした。翌二〇〇四年には、授業の一環として中国のハンセン病快復村でのワークキャンプを実施しました。現在チャオは、毎年春と夏に、中国のハンセン病快復村でワークキャンプを行なっています。

中国では日本と同様にハンセン病に対する隔離政策がとられてきたため、逃走防止の目的から交通の不便な山間地などに小規模の療養所がつくられ、現在でも六〇〇以上のハンセン病快復村があります。快復村では高齢化に加え、施設の老朽等の問題が深刻であり、ハンセン病への偏見差別も根強く残っています。

チャオの学生たちは快復村に十日以上宿泊し、施設の修繕や土木作業などをしながら村人（ハンセン病快復者）と交流を深めています。チャオの具体的な活動と学生たちが体験から学んだこと、感化されたことなどは彼らのホームページやＷＡＶＯＣの刊行誌から知ることができます。わたしにとって驚きであり、羨ましくも思ったことは、学生たちの多くが「ハンセン病快復者」と「ボランティア」という枠組みを超え、「〇〇じいちゃん」と「わたし」という関係を築くことができたことです。

また、異国から来た若者が何の偏見もなく村人と接し活動する様子から、快復村近隣地域にも変化が生じています。西尾さんは「ワークキャンプが単に水道施設やトイレを提供するだけでなく、ハンセン病快復村に対してのメッセージとして機能し、ハンセン病の意味を変容させている」と記しています。[10]

10　早稲田大学平山郁夫記念ボランティアセンター『知る・考える・行動する　ワークキャンプ　ボランティアの源流』二〇〇九年。

４　教育実践のネットワーク化――ハンセン病市民学会教育部会の活動

これらの先進的な実践を進めた教師でさえも、ハンセン病を教育の場に取り上げるようになって多くの年数は経ていませんが、それ以前にそれぞれの教育分野で主体的に取り組んできた実践家であることは共通しています。今後は、これらの先進的実践をネットワーク化し、教育現場の「共有財産」としていくことが教師たちの課題となります。

教育界にはさまざまな分野で教育実践・研究団体があり、教師たちが授業実践を交流し、その〝質〟を高めようとしています。以前はハンセン病学習に関する全国規模の研究団体はありませんでした。しかし、二〇〇六年に「ハンセン病市民学会教育部会」が発足し、各地で試行錯誤しながら実践してきた教師たちが集まる〝場〟がようやくできました。[11] わたしもこの会の一員であり、ここで初めて全国の志を同じくする教師たちと出会い、質の高い教育実践を知ることができました。本書もこの会の活動を通して書くことができたといえます。

二〇〇六年五月に富山で開催された第二回ハンセン病市民学会では、教育部会の発足にあたり、世話人となった私立盈進《えいしん》中学高等学校の延和聰《のぶかずとし》教諭は次のように決意を語りました。

「全国で個々の教職員、個々の学校、個々の地域でさまざまな取り組みがあると聞いていますし、また、ある程度は知っていますが、その個々の活動を束ねて、そして学びあっていく、そんな教育部会にしたい」

「やはり、国や自治体の教育機関にも働きかけながら、活動していかなければならない」

その後、教育部会は毎年五月に開催されるハンセン病市民学会のなかで年次報告と研究会を行なっています。また十二月には、各地のハンセン病療養所を会場にして二泊三日の合宿を実施しています。合宿では、会員それぞれの授業実践報告・模擬授業・調査研究報告があるだけでなく、各療養所の入所者・退所者からの聞き取り調査、療養所のフィールドワーク、地元の教育関係者からの報告なども実施しています。

このようにして全国からさまざまな人々が集い、語り合い、交流することによって、各地の〝点〟であった実践が参加者に共有され、ネットワークを築いてきたといえるでしょう。

これまでの合宿の場は、長島愛生園（岡山）・多磨全生園（東京）・宮古南静園（沖縄）・大島青松園（香川）・沖縄愛楽園（沖縄）・栗生楽泉園（群馬）・奄美和光園（鹿児島）・星塚敬愛園（鹿児島）でした。

11 ハンセン病市民学会は、二〇〇五年熊本で設立。ハンセン病回復者を中心に幅広い市民の参加を促し、「交流・検証・提言」を活動指針としている。教育部会の他に、宗教部会・青年部会・図書資料部会・家族部会などがある。

【三】ハンセン病にかかわる人権学習をどう進めるか

わたしもまた、ハンセン病にかかわる人権教育を実践してきた教師の一人です。多磨全生園に近い、東村山市の小学校で十八年間にわたり、ハンセン病を授業で取り上げ、試行錯誤してきました。

そこで、これまでに紹介した先進的な実践から学んだことに加え、わたし自身の問題意識と教育経験をもとに、ハンセン病にかかわる人権学習の進め方と留意点について私見を述べたいと思います。「学習者」は、わたしが主に担当した「小学校高学年」を想定していますが、小・中・高に共通して重要と考えられる事項に触れるようにしました。

1 ハンセン病学習の開始にあたっての問題意識

多磨全生園と国立ハンセン病資料館にもっとも近い東村山市立青葉小学校では、一九九四年（平成五）から全生園・ハンセン病の学習に取り組み始めました。しかし、それ以前には、学校の目と鼻の先にある施設であるにもかかわらず、学習も入所者との交流もまったくありませんでした。地域には、「全生園はこわい」という偏見が根強く残っており、家族から「全生園では遊ばないように」といわれていた児童もいました。

わたしが青葉小学校に転任してきたのは一九九三年（平成四）です。当時のわたしはハンセン病は〝差別〟に苦しめられた病気であると知っていた程度で、具体的な歴史認識や病気についての正しい知識をもち合わせていませんでした。

そこで、その年に完成したばかりの高松宮ハンセン病資料館を見学することから最初の一歩を踏み出しました。そこで入所者自らが収集した展示物や資料に触れ、語り部の体験談を直《じか》に聞き、頭を殴られたような衝撃を受けました。多くの教師からの聞き取りから、「ハンセン病との出会い」体験が、その後の教育実践に大きな影響を及ぼすことを感じますが、わたしもその典型といえます。

さっそく「ハンセン病」を学校の授業で取り上げようと決意したものの、この問題をどう子どもたちに教えるべきか、どうすれば偏見のない正しい「認識」が徹底できるのだろうかと、大いに悩みました。ハンセン病の歴史一般を皮相的に教えるだけでは、〝かわいそう〟という差別意識を伴った「感傷」で終わってしまうのではないだろうかと危惧したからです。

この当時の私の問題意識をふり返り、上越教育大学の山本友和教授より学んだことをもとに整理して説明すると、次の二つを挙げられます。

1「感傷」の要素の強いハンセン病という教材を、どのように正しく「認識」させれば同情に終わらずに、「共に生きるという感性」を育てることができるだろうか?

2 傍観者的な「認識」を得させただけでは、「共に生きるという感性」が育たない。子どもの心に強烈に働きかけるような「感傷」の要素の強い資料も活用しなければならない。

授業における「感傷」の活用とは、児童生徒の心を強く揺さぶり、悲しみ・驚き・怒りなどの情動を伴う教材によって、学習への動機づけをもたらすことです。こうした手法は道徳や人権問題についての学習でしばしば見うけられます。しかし、感傷教材への児童生徒の反応は強いため、教師の自己満足は得やすいのですが、「感傷」のままに終わり、児童生徒の「認識」や「行動」の変容にはつながりにくいことも確かです。とくにハンセン病の〝被差別の苛烈〟さは、児童生徒に強い「感傷」をもたらはずですし、それを避けることはできません。

迷いながらも、当時わたしなりに考えた「教材化」の方針は、次のようなものでした。

①ハンセン病史を概観するのでなく、共感できる人物(当事者)を中心に据えよう
②被害体験だけでなく、抵抗体験を学ばせよう
③安易な個別の「調べ学習」でなく、一斉学習を大切にして感じたことを交流させ合おう
④そのために全員で学習・意見交換できる文章資料を自作しよう

⑤資料学習を重ねて問題意識や疑問をもつことができてから、当事者からの話、ハンセン病資料館見学を実施しよう
⑥「ハンセン病」を通して、憲法の基本的人権という概念を身につけさせよう
⑦ハンセン病学習のあとに、ほかの人権課題を調べさせよう

これまでの実践を振り返り、改めてとくに大切だと思うのは、②です。「抵抗体験」と要約して表現しましたが、これは被差別と隔離の極限状況のなかで、人間の尊厳を失わずに生きようとした人々の姿を表しています。文学や芸術・宗教などに生きた姿、日常の相互扶助の営み、趣味や娯楽すらも抵抗体験に含まれるでしょうが、とくに人権獲得のための活動（入所者運動）は有効な教材になると考えました。

その後、一年ずつハンセン病にかかわる人権学習の実践を試行しながら、自分なりに授業の進め方についての方針が明確になっていきました。次項では、これまでの「学習指導案」の一部や自作の学習資料、実践記録を例示しながら、学習の進め方と留意点についての私見を述べます。

② ハンセン病にかかわる人権学習の進め方と留意点

【導入教材を工夫し、児童自らが学習問題を見いだす】

導入での学習資料では、差別の実際を提示し、児童に強い動機づけ（衝撃・感傷）を与え、興味・関心

をもたせることが肝要です。同時に、「なぜだろう」「○○について調べてみたい」という学習問題をつかませなければなりません。そこで、二つの矛盾する内容の［資料］（**1・2**）を提示しました。

［資料—1］「全生園に入所した日」（強い衝撃・感傷を与える資料）

次の資料を読んで、「ふつうの病気の人とはちがう特別な扱い」であると思った部分に線を引いて発表するように指示しました。あえて「差別されている部分」とは指示しませんでした。児童は、おもに傍線部を発表しました。

《全生園に入所した日》

私が遠い故郷をはなれ、この全生園にやってきたのは、今から（　）年ほど前の大正時代であった。その日、父といっしょに朝四時ごろに家を出た。となり近所の人々に病気の姿を見られると大変なので、まだ暗い道を無言で歩いていった。

五時半ごろ駅につき、しばらくすると、警察の人がやってきた。汽車がホームに着くと、警察の人は「さあ、こちらに」と言って、先に歩いた。そして、列車の一番後ろの車両に連れて行かれた。窓には、「病人車のため貸切」と書いた白い紙が張られていた。他の車両はほぼ満員だったが、私たちの乗る車両だけは、がらんとしていた。

途中の駅々で、私たちの車両に乗り込もうとした人がいたが、そのたびに警察の人が、「ここは病人車だ」と言って断った。

やがて、上野駅に着くと、私たちの車両だけが切り離され、別の汽車につながれた。次に新宿駅に着いた。弁当を食べたあと、二時間ほど待たされた。私はのどがかわいたが、この車両から一歩も出てはいけないので、警察の人がサイダーを買ってきてくれた。

私たちの車両に、もう一つ病人用の車両がつながれ、ようやく新宿駅を出発した。今の西武新宿線を通って、東村山駅へと汽車は進んでいった。午後三時ごろ、汽車は病人用ホームに着いた。当時の東村山駅は、一般の人たちのホームとは別に、全生園の病人が乗り降りする病人用ホームがあったのだ。

ホームに下りると、駅員が警察の人に、「なんだ、こんなクサリボウに、二両もつなげてきて」と大声で言った。クサリボウといわれて、私は社会から捨てられた人間であることを、はっきりと知らされた。見知らぬ土地に来て、初めて聞く言葉が「クサリボウ」。――なんということだ。これ以上の悪口はない。自分はもう、人間として世間に通用しないのか。

人力車がむかえに来て、私とは別の車両に乗っていた足の不自由な人を乗せた。私は人力車といっしょに歩いて行った。途中で子どもが四、五人遊んでいた。子どもたちは、私たちを見かけると、「ああ、クサリボウ、クサリボウ」とはやしたてた。この地方では、私たちの病気のことを「クサリボウ」と呼んでいるのか。ひどい言葉だ。

気落ちして歩いていると、人力車を引いている人が、「向こうに大きな松が見えるだろう。あれが全生園だ」と言った。東京だと聞いていたのに、まわりに人家もない林の中にあると知り、さびしい思いがした。

（※桜沢房義『全生今昔』（一九九一）より。わかりやすくするために、文章を一部変えてある）

――この文章を、ハンセン病をまったく知らない児童が読んだら、ハンセン病とは得体の知れないおそろしい、うつりやすい病気であると思うのは当然でしょう。さまざまな「感傷」が引き起こされ、ハンセン病についての興味・関心は高まるでしょう。しかし、それは単なる好奇心であり、児童自身の学習課題・学習問題には至っていません。資料の読みとり活動では、わたしは「ひどい差別ですね」などと価値を押しつけず、その代わりに、次の短い情報（正しい「認識」のための資料）を提示しました。

［資料―2］ハンセン病についての知識の一部

- 何千とある伝染病の一つで、特別な病気ではない。
- 伝染する力は、きわめて弱い。
- 乳幼児の時の伝染以外は、ほとんど発病することがない。
- 全生園ができてから約（　）年の間に、伝染し発病した職員は一人もいない。（全生園開設は一九〇九年）

――［1］［2］の二つの矛盾する内容の資料から、児童はさまざまな疑問や調べてみたいことをつかむことができました。児童の「調べてみたいこと」は、大きく分けると三つに分類できます。この三つが、学級全体にとっての学習課題（学習の柱）であり、児童一人一人が記した「調べてみたいこと」が各自の学習問題です。

［子どもたちの学習問題］（調べてみたいこと）

《病気について》

- ハンセン病は伝染力が弱いのに、どうしてハンセン病にかかったのか？
- ハンセン病にはどんな症状（病気の様子）があるのか？
- ハンセン病の人は何人くらいいる（いた）のか？
- ハンセン病はいつごろからある病気なのか？
- 外国にもハンセン病はあるのか？

《差別の歴史について》

- 特別な病気ではないのに、なぜ差別されたのか？
- ハンセン病になった人々は、どんな差別を受けたのか？
- なぜ昔の東村山の子たちは、「クサリボウ」などというひどいよび方をしたのか？
- なぜハンセン病はこわい病気だと思われていたのか？
- 閉じこめられていて、逃げる人はいなかったのか？

《現在の全生園や全生園の人々について》

- いまの全生園の人たちががんばっていることは？

・いまは不便なことや困ったこと、いやなことはないのか？
・全生園にいて、うれしかったことは？
・全生園にはどんな建物があるのか、全生園の中を歩いて調べたい。
・ハンセン病資料館はいつできたのか？

【病気について正しい知識を伝える】

ハンセン病の歴史は、すなわち被差別の歴史といえます。とくに近代以降は、国策として患者を社会から隔離し、人権を踏みにじる生活を強いてきました。また、人々も「癩（らい）」を極度に忌避しました。では、そのような極端な差別がなぜ生じたのでしょうか。ハンセン病の専門医である牧野正直さんは、近代日本におけるハンセン病者への差別の要因として、次の三点を挙げています。[12]

①病気による外見上の変形
②遺伝病という誤解
③らい予防法による強烈な感染性という誤解

「差別」が生まれた最大の原因は、この病気を正確に「知らない」ことから生じています。そして、「知らない」だけではなく、誤った知識や不合理な迷信が広がりました。ハンセン病は常に強烈な感情・感傷を伴って世間に誤解されてきました。

また、次のような「蔑称」がつい最近まで一般的に使用されていました。これらの「差別語」からは、差別があった時代にはどのような病気であると考えられたのかが、よくわかります。児童生徒に提示するには配慮を要しますが、一つの学習資料として有効であるといえます。

《別称蔑称（旧版広辞苑より）》（※取り扱い要注意）

てんけい・びょう【天刑病】…癩病（ライビョウ）。

ごう・びょう【業病】…悪業（アクゴウ）の報いでかかると考えられていた難病。

かったい・まゆ【癩眉】…細く剃った遊冶郎（ユウヤロウ）の眉。

病名が「ハンセン病」と正式に改称されたのは、一九九六年（平成八）の「らい予防法」廃止です。

では、ハンセン病を私たちはどう「認識」すればよいのでしょうか——。わたしは、児童生徒に得させたい正しい「認識」を以下のように捉えています。

- 一八七三年（明治六）にノルウェーのハンセン博士が「らい菌」を発見し、遺伝病ではなく感染症であることが明らかになった。
- 現在のハンセン病療養所入所者は患者ではなく、らい菌を保持しない元患者・回復者である。外見の変形は、治癒したあとにも残る後遺症である。
- 外見上の変形は、らい菌が低温で活性化するため、顔や手足といった人目につきやすい部位の末梢神経をおかすからである。
- ハンセン病は感染しにくい病気だが、乳幼児期に患者と濃厚な接触のある場合に感染することがある（栄養状態、衛生環境、体質などの条件にもよる）。したがって、親から子へ感染することが多かったため、遺伝する病気であると誤解された。

- らい予防法の非科学性は、国賠訴訟判決によっても明らかである。ハンセン病患者の家を真っ白になるまで消毒したのは、見せしめ以外に何の科学的理由もない。物品の消毒も同様である。
- ハンセン病を発病すると、一時的または長期の療養が必要な場合があるが、生涯を療養所で過ごさなくてはならない理由はない。
- 日本におけるハンセン病は一九四八年（昭和二十三）以降、化学療法で完治する病になった。しかし、戦前においても絶対的な「不治の病」ではなく、少数だが自然治癒した例はある。

12　二〇〇二年八月、東村山市立青葉小学校での職員研修から。牧野さんは、一九九四〜二〇〇九年、邑久光明園の園長を務めた。

【問題解決的な学習過程を工夫する】

ハンセン病に関する学習では、教材の性質上、全員が正しい認識を得ることが大切なので、一斉学習を中心にしたほうがよいと考えます。しかし、できるだけ児童自身に学習したい問題をつかませ、追究していく問題解決的な学習過程とすることも大事です。

なぜなら、問題解決の自覚と見通しをもつことにより、資料をより正しく読みとろう、目的をもって当事者の話を聞き取ろうという、主体的な学習態度につながるからです。

たとえば、東村山市立青葉小学校六年生（二〇〇〇年）の学習では、次のように学習問題を追究するための三つの過程を設定しました。

【追究活動❶】……教師の提示する資料（文章資料、視聴覚資料等）をもとに、学習問題を明確化してから、追究する過程です。この過程では全員が基本的認識を得るとともに、一人一人が「資料館でこんなことを調べたい」、「自治会長さんにこんな質問をしたい」という視点をもつことができました。

【追究活動❷】……当事者（自治会長）から話を聞き、資料館を見学して調べる活動です。この体験的活動により、実感を伴って理解を深めることができました。

【追究活動❸】……典型教材としてのハンセン病学習での経験を生かし、他の人権問題について個人またはグループで追究する過程です。この過程によって、ハンセン病学習にとどまらない人権学習へと高めることができました。

【人物の心情や生き方から学ぶ】

児童生徒がハンセン病一般を傍観者的に学ぶだけでは、「かわいそう」という皮相的な理解に終わりがちです。できれば、当事者（ハンセン病回復者）との出会いを大切にし、身近な人物が生きた歴史や現在から未来に向かって〝生きる姿〟を捉えさせることが大切です。人物の心情や力強く生きる姿に共感することが、学習への切実感を高め、「共に生きるという感性」を育てます。

たとえば、多磨全生園のある東村山市の多くの小中学校では、入所者の平沢保治さん（前自治会長）や退所者の森元《もりもと》美代治《みよじ》さん（IDEAジャパン理事長）より格段の協力をいただいています。被差別の歴史を生き抜いてきた平沢さんや森元さんが、現在啓発活動や途上国のハンセン病者を支援する運動に尽力している姿からは、ハンセン病問題にとどまらず、あらゆる人々にとっての「人権の尊さ」を学ぶことにつながります。

【児童生徒の発達段階を考慮して教材をつくる】

児童生徒用の学習資料は、ビデオなどの視聴覚資料と文章資料を合わせて活用することが効果的です。文章資料は、高校以上ならば一次資料でよいでしょうが、小中学生ならば教師が学校の実態と児童生徒の発達段階に応じて〝自作〟することが望ましいと思います。当事者から教師が直接取材(聞き取り)することができれば、人物に迫る効果的な学習資料を作成することはそう難しくはありません。

次に、わたしが小学校高学年児童の発達段階を考慮して作成した[教材例]を二つ挙げます。

[教材例―❶]ハンセン病裁判(らい予防法違憲国家賠償訴訟)の授業

二〇〇一年五月の熊本地裁判決と政府の控訴断念は、ハンセン病の歴史の中できわめて画期的なできごとでした。中学・高校生では「判決文」を活用して、ハンセン病問題や憲法に関する認識を深める授業ができるでしょう。しかし、小学生段階でのこの学習では、法的解釈よりもこの判決が元患者の皆さんにもたらした〝喜び〟に心から「共感」できることがより重要です。

そこで、次の三点を工夫しました。

- 勝訴した場面のビデオを短く編集して、感動的に伝わるようにする
- 意見陳述(原告の森元美代治さんの陳述、元多磨全生園園長成田稔さんの陳述)を児童用にわかりやすく抜粋し、学習資料とする

・裁判で原告の中心となった森元美代治さんをゲストティーチャーに迎える

小学生に「断種・中絶」の学習をすべきかどうかは判断が難しいです。以前からの懸案でしたが、裁判後は胎児標本問題などがマスコミにも報じられることが多く、発達段階に応じた教材化が必要であると感じていました。そこで、生命を奪うこの差別行為を〝生々しく〟捉えさせるのではなく、熊本の療養所を取材して知り合った「遠藤邦江さんと太郎君」の関係を教材にすることにしました。

［教材例—❷］命を奪う差別……「断種・中絶」

「太郎君」とは、遠藤さんの大切にしている〝抱き人形〟です。四十数年前、遠藤さんは療養所内で結婚し、妊娠しましたが、当時の療養所の規定（優生保護法に基づく）により、おなかの中の赤ちゃんを中絶しなくてはなりませんでした。当時のことを振り返るのは遠藤さんにとって大変つらいことですが、遠藤さんは「お腹の中の赤ちゃんを感じて、産めないけれど自分も母親になったのだという少しの幸せをかみしめた」と語ってくれました（二〇〇三年八月二十日、聞き取り）。

この教材化によって、遠藤さんという一人の人間の心の痛みを想像し、「太郎君」への愛情を知ることによって、「断種・中絶」の非人間性をとらえる学習とすることができました。

また、この学習は五年生の二学期に実施しましたが、一学期には理科・総合的な学習の時間で「命のつながり」という〝性と生命〟に関する学習を実施しています。

【ハンセン病以外の人権問題とリンクする指導計画】

ハンセン病にかかわる人権教育とは、ハンセン病への正しい理解を啓発するだけではありません。ハンセン病学習は、児童生徒に「人権の尊さ」を実感させるとともに、他の人権課題全般にも目を向けさせるという教材としての強さをもっています。

たとえば、東村山市立青葉小学校六年生（二〇〇〇年）の学習は、以下のような計画と時数配分で学習を進めました。このうち、三次の学習はハンセン病以外の「人権課題」について発展する学習内容です。

［一次］　自分たちと憲法とのつながり……二時間（社会科）
［二次］　全生園の人々の歴史と現在………一四時間（社会科七、総合的な学習の時間七）
［三次］　各人権テーマを調べ、体験する…一〇時間（総合的な学習の時間）　総時数二六時間

［三次］では、一次・二次での学習経験を生かし、基本的人権の尊重に関連するテーマを各自で調べたり体験したりしました。ハンセン病の学習をたんなる過去の反省や批判に終わらせず、人権尊重の実践的態度を育てるという単元の最大の目標に近づけるために、三次の活動はきわめて有効でした。

《［三次］でのおもな学習活動》（個人またはグループの体験学習・調査活動）

・ボランティアコーナーを訪れ、使用済み切手整理のボランティアの方を取材し、自分たちもやってみる。
・ボランティアの「手作りお弁当を届ける会」の活動を取材し、手伝う。
・ワークセンター（授産施設）で、働く様子や施設の工夫などを見学。

・盲導犬協会より資料を取り寄せ、調べる。
・市内の目の不自由な人の家を訪問し、盲導犬とのくらしについて教えてもらう。
・車いす体験、アイマスク歩行体験。
・車いすの子を担任した先生から、障がいのある人と接するときの心構え、基礎的な介助などを教えてもらう。
・手話のできる人から手話を習う。
・養護教諭にＨＩＶ・エイズについて取材し、調べる。
・以上の活動や調べたこと、感想を互いに発表し合う。

――以上のような単元の指導計画だけでなく、学校としての人権教育年間計画を作成することも重要です。学校として計画的に授業を継続し、資料などを蓄積していけば、初めてハンセン病についての授業にあたる教員も〝質の高い授業〟を展開することが可能になります。そしてハンセン病学習にとどまらずに、全学年でさまざまな人権問題を扱い、学年段階に応じて発展させていくことができます。

たとえば、東村山市立野火止小学校では、平成十四年度より五年時の「総合的学習」の時間で年間を通して全生園・ハンセン病の学習をすることになりました。平成二十一年度は四〇時間をかけています。そして、六年時では、ハンセン病も含め多様な人権問題に発展する年間計画を作成しています。

六年での人権学習は、総合的な学習の時間だけでなく、社会・国語・道徳・特別活動なども利用し、より幅広く体験も交えて学習し、人権尊重の実践的態度につながる計画となっています。学習の題材としては、「同和」「アイヌ」「ユニバーサルデザイン」「障がい者（身体・視覚）」「ＨＩＶ・エイズ」「いじめ」「児童労働」「ユニセフ（国連児童基金）募金」「ハンセン病裁判」「ユニークフェイス」「高齢者」などが挙げられます。巻末の【参考資料】（同校の五・六年人権学習年間計画）をご参照ください。

【ハンセン病患者・回復者が力強く生きた姿を捉えさせ、新たな偏見を生じさせない】

過去の悲惨な面の強調だけでは、児童生徒はハンセン病患者・回復者をステレオタイプな弱者としてのみ捉え、マイナスイメージによる新たな偏見も生じかねません。そこで、患者・回復者が力強く〝生きた姿〟を共感的に捉えさせることが大切であると考えます。隔離の時代にも、療養所において人間の尊厳を保ち、未来に向かって力強く生きた人びとが大勢いました。

たとえば多磨全生園に近い青葉小学校では、入所者自治会やゲストティーチャーの平沢保治さん・森元美代治さんらが取り組んできた、次のような活動に着目させています。

- 全生園を地域のみどりの財産に！（入所者自治会による全生園の緑化、一人一木運動、県木の植樹など）
- 地域の人にも開かれた全生園に！（お花見もバーベキューもできる、通学路にも使わせてもらえる、全生園まつり、地域の子の遊び場など）
- 東村山をバリアフリーの街に！（東村山市身体障害者患者連絡協議会をつくる、久米川駅に障害のある人も使いやすいスロープやトイレを実現、車いすの人も乗り降りしやすい低床バスなど）
- エイズ（ＨＩＶ）を第二のハンセン病にするな！（他の病気や障がいのある人々への差別を許さない運動）

・らい予防法を廃止に！（患者さんを苦しめたらい予防法のまちがい、長いあいだの運動で予防法廃止）
・ハンセン病資料館で語る！（資料館建設の苦労、ボランティアで運営委員、見学者への講演・説明など）
・世界のハンセン病の人々と手をつなごう！（ＩＤＥＡジャパンを設立）
・難病の子どものための団体に寄付（全療協が朝日福祉賞を受賞した際、その賞金をすべて寄付）
・「人権の森」運動が始まる！（全生園の古い施設や史跡を保存し、将来にわたって人権の尊さを考える市民の憩いの森を残そうという運動）
・ハンセン病裁判に勝利！（歴史的判決を勝ち取った人びとが味わった苦悩と喜び）

【学んだことを伝える学習発表会】

ハンセン病の学習、とくに「差別」に関する学習は児童生徒の心に強い衝撃を与えます。そして、偏見や差別がまだ自分たちの地域に残っていることに心を痛め、自分たちが学んだことを下級生や保護者、地域の人々に伝えたいと願うようになります。総合的な学習の時間では、しばしば学習発表の時間をもつことがありますが、ここでの学習発表は地域から〝差別をなくす〟という明確な目的があるため、児童生徒の主体的な活動が期待できます。

学習発表会は、児童生徒にとっては学習の成果を確かめ、深める場でもあります。自分の発表テーマに合わせて、何を発表するか、何がとくに重要なのか、どんな方法で発表すれば伝わりやすいかなどを、相互にかかわり合いながら主体的に取り組むことにより、知識だけでなく技能や態度を含めた総合的な「学力」を高める機会にもなります。

学習発表会のスタイルとしては、通常の授業での小グループ（または個人）による発表と、学校行事としての学芸会・文化祭などにおける舞台上での大規模な形態の発表の二つがあります。

❶ 単元のまとめ段階での小グループ（または個人）による発表会

二〇一〇年（平成二十二）三月の東村山市立野火止小学校五年児童による学習発表会（会場は各教室）では、グループごとに次のようなテーマについて発表しました。内容項目は児童の発表メモによります。

【全生園をたずねて】
- デジカメでとった写真をしょうかい
- 自治会が作ったパンフレット「全生園のかくれた史跡」より
- 主な史せき（昔のことが分かるところ）
- 主な施設（今のたてもの）
- 特にしょうかいしたいところ、心に残ったところにしぼる

【ハンセン病を正しく知ろう】
- 病気へのまちがった考え（へん見）によって、差別が生まれたこと
- 昔のまちがった考え（うつりやすい、消毒、一生かくり）
- 昔のまちがった病名（業病、天刑病、遺伝病、らい病）
- 主な病気の様子（知覚まひ、はんもん、手足の変形）

・昔の薬「大風子油（たいふうしゅ）」
・プロミンができて効果が出る
・いまは多ざいへい用りょう法で完全に治る病気
・後遺症について

【緑の宝・全生園】
・戦争で木が切られたこと
・緑化委員会の人々の努力
・一人一木運動
・山下十郎さんの緑への思い、所さんの緑への思い
・桜の木を植えたこと→今では毎年大にぎわい
・森林浴道
・今の木の種類、鳥などが来ること
・県木の森の意味
・全生園を人権の森に
・東村山市の「いのちとこころの人権の森宣言」

【平沢保治さんが歩んだ人生】

・子ども時代のこと、入所した時のつらさ、お母さんのつらさ
・全生園に入ってからのつらさ（消どくぶろ、ひいらぎの垣根、十二じょう半に八人の生活）
・ゆいいつ外をながめられた望郷の丘（「ぼくのおじさんはハンセン病」の表紙）
・平沢さんたちががんばってきたこと（資料館を作った、エイズへの差別に反対した、自治会長として）
・日本中の学校などで話し、ハンセン病の歴史を伝える
・六十八年ぶりにふるさとに本名で帰った
・本「ぼくのおじさんはハンセン病」「人生に絶望はない」
・ＤＶＤ「虹のかけはし」
・不自由な手をかくさない（不自由な手はわたしの人生のくんしょう）

【森元美代治さんが歩んだ人生】
・森元さんの子ども時代（鹿児島県喜界島）
・発病してから、友だちから「遊ばないように」といいふらされ、そのＡくんとＢくんをうらむ
・長島愛生園にできた高校に入った
・大学に行くために全生園で不自由な人の世話をしながら受験勉強
・大学生になり、やがて銀行員へ
・また発病し通院で治療ができないために仕事をやめ、全生園へ
・自治会長になってからの努力

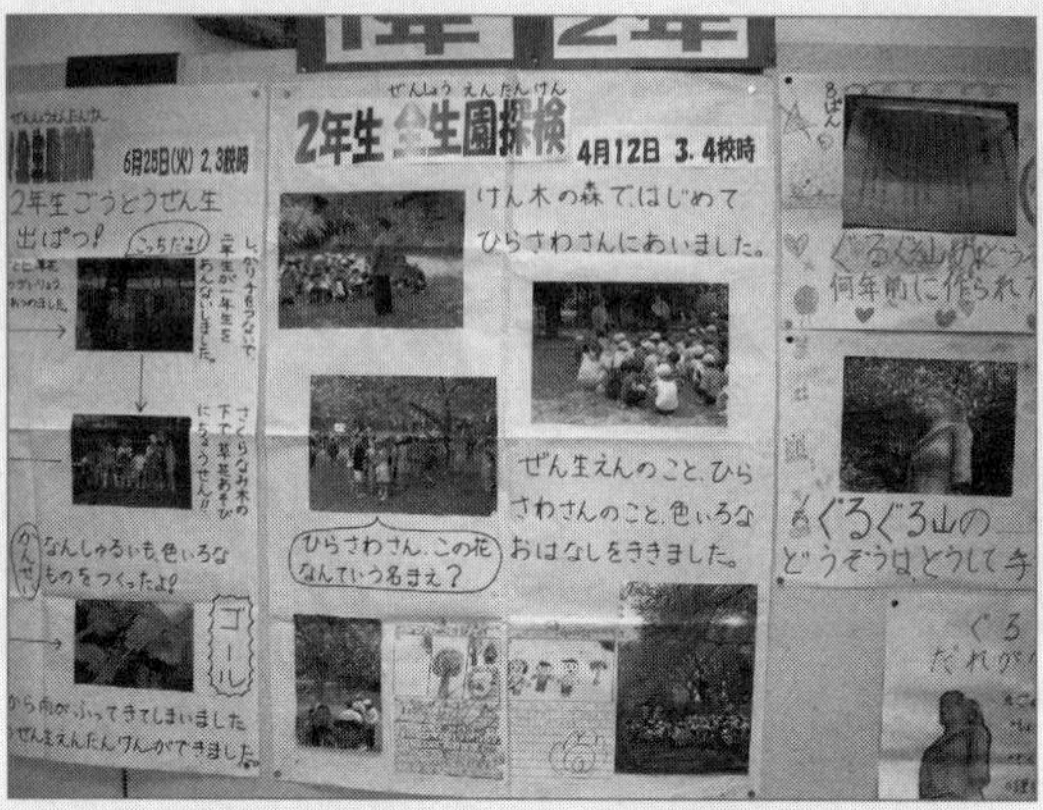
2年生 全生園探検《ぜんしょうえんたんけん》
4月12日 3.4校時
6月28日(火) 2.3校時
2年生ごうとうぜん生
出ぱつ!
けん木の森ではじめて
ひらさわさんにあいました。
ひらさわさん、この花
なんていう名まえ?
ぜん生えんのこと、ひら
さわさんのこと、色いろな
おはなしをききました。
なんしゅういも色いろな
ものをつくったよ!
ゴール
ぐるぐる山の
どうぞうは、どうして

グループごとの学習発表の様子
子どもたちが学んだことを周囲に伝える「学習発表」は、学び直しながら考えを深める機会となり、目的意識をもった主体的な学習活動が期待できる。社会科だけで時数が不足する場合は、総合的な学習の時間を併用したり、文化祭・学習発表会などの学校行事の取り組みにしたりすれば実施しやすい。（筆者撮影：上は東村山市立青葉小学校、2002 年。中は東村山市立野火止小学校、2004 年）

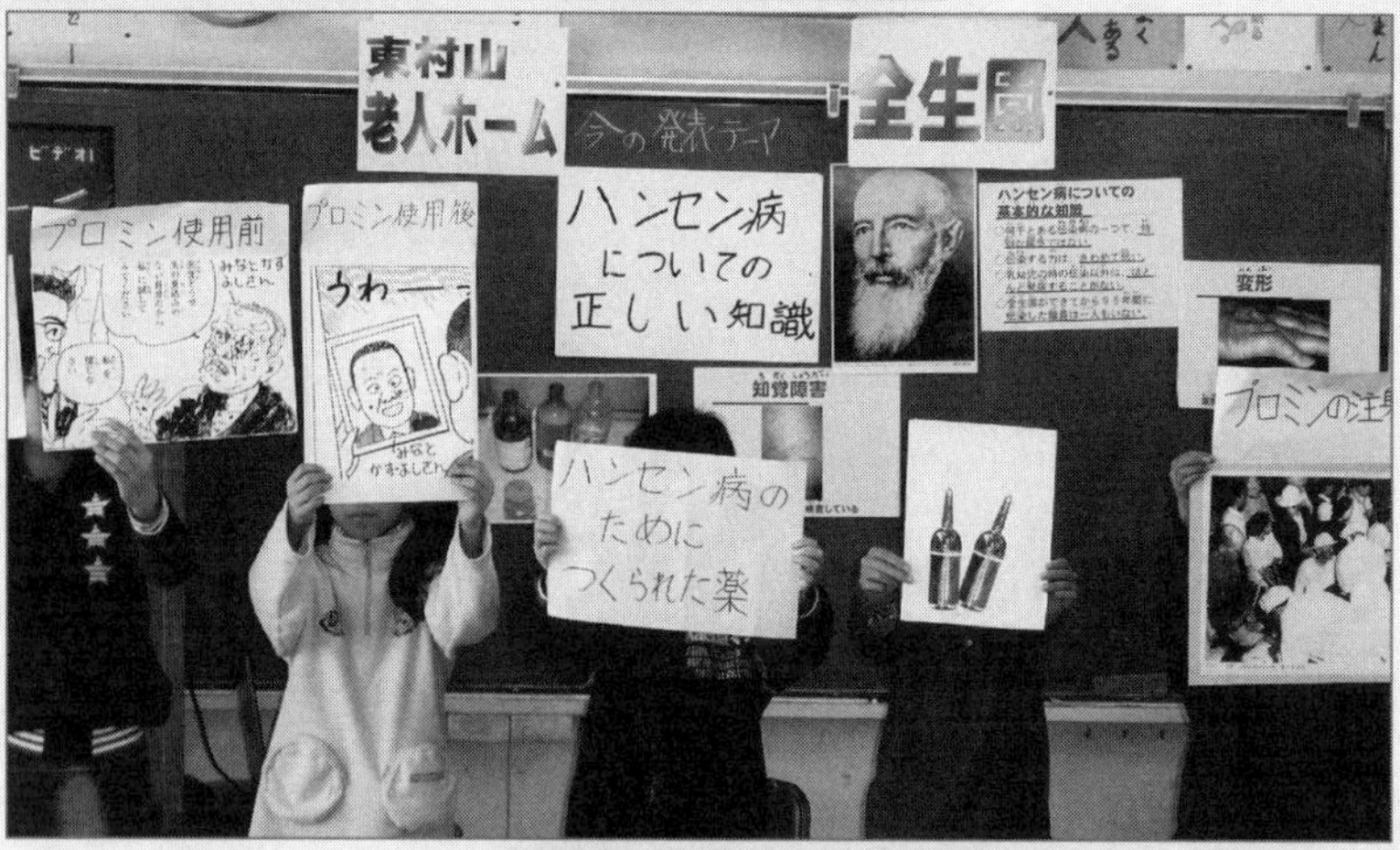
東村山
老人ホーム
全生園
今の発表テーマ
ビデオ
プロミン使用前
プロミン使用後
うわー
ハンセン病
についての
正しい知識
ハンセン病についての
基本的な知識
変形
知覚障害
ハンセン病の
ために
つくられた薬
プロミンの注

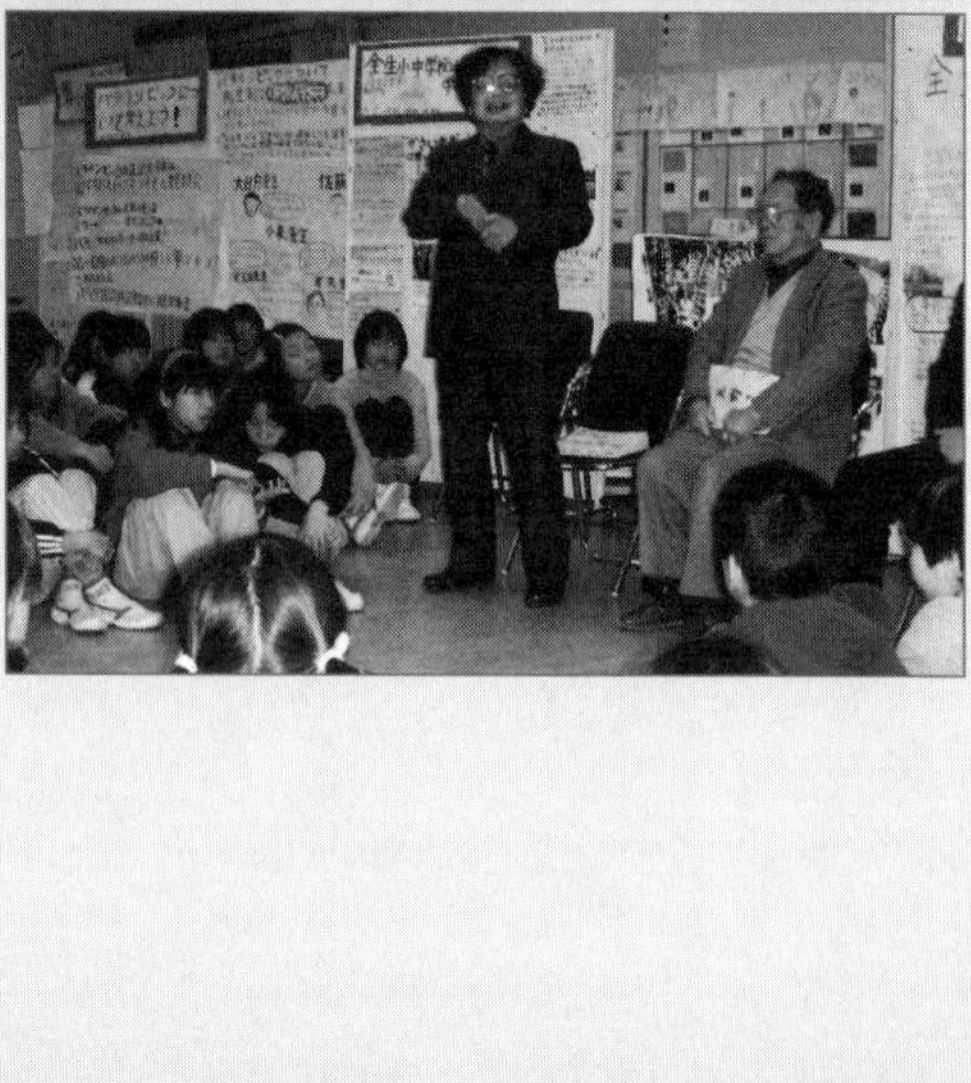

学習発表会後に当事者の話を聞く
療養所に近い東村山市の小学校では、学習発表会に下級生や保護者だけでなく、多磨全生園の方々を招待している。地域から差別をなくすことをめあてにがんばってきた子どもたちにとって、当事者から声をかけてもらうことは何よりもうれしい。写真は多磨全生園の平沢保治氏（中央）。（筆者撮影：2001 年、東村山市立青葉小学校）

・カミングアウト（本名でテレビや新聞に出るようになる）、「徹子の部屋」出演
・本「カミングアウト」は図書館にもある
・ハンセン病裁判で中心になる、裁判に勝った喜び
・「社会ふっき」したわけ
・今はＩＤＥＡ（アイディア）ジャパンで、外国のハンセン病で困っている人々のために活動

【ハンセン病の子どもたち】
・全生園の少年少女寮の子どもたちの様子
・ほうたい巻き作業など（こづかいかせぎ）
・先生は患者さん（全生学園時代は本当の先生ではない、教科書もない）
・戦後は本当の先生が来たが白衣を着て授業していた（全生分教室は、青葉小などの分校だった）
・六人の子どもの学習プリントから（心の傷が大きい）
・Ｓさんが学校に来てくれたこと

【全生園以外のりょうよう所】
・全国の療養所地図を見せる（国立十三、私立二）
・山井道太さんの洗濯場事件と栗生楽泉園の重かんぼう
・重かんぼうのおそろしさ

・長島愛生園にやっとできた「人間回復の橋」
・熊本の温泉宿泊きょひ事件
・遠藤さんと太郎君（熊本恵楓園）
・桜井哲夫さんの詩（栗生楽泉園）

――この学校では、毎年五年生が四年生と保護者に対して学習発表を継続しているため、児童は一年前に見聞きした上級生の発表を想起し、発表の方法やポイントなどをつかみやすいといえます。また、発表の際に提示した写真などのパネル資料（A３大）はラミネートして分類・保管し、翌年以降も継続して活用できるようにしています。

❷ 学校行事としての発表会（学芸会・文化祭等）

最近の小学校では、学芸会を「学習発表会」と改称し、従来の一般的な劇や音楽ではなく、教科や総合的な学習の時間で学習したことを発表することが増えています。

二〇一〇年（平成二十二）十二月の東村山市立野火止小学校六年児童による学習発表会では、五・六年の二年間にわたる総合的な学習の時間での「人権学習」について舞台発表をしました。発表時間は約五〇分でした。全体テーマを「ともに生きる――人権学習の発表――」とし、次の四グループによる発表のあと全員の合唱で締めくくりました。

① 障がいのある人々とともに
② ハンセン病回復者とともに
③ 世界の子どもたちとともに
④ 人権を大切にする学校にしよう！

――どのグループの発表も、写真や自分たちが描いた絵・文字をプロジェクターで投影しながら、呼びかけ・実演・実物提示・寸劇などから構成されています。発表内容の検討と資料づくりだけでなく、脚本づくりも児童にできるだけまかせましたが、最終的には教師（わたし）が修正しています。

このうち「ハンセン病回復者とともに」グループの脚本を紹介します。わずか一〇分程度の発表に、二年近くの学習のエッセンスと子どもたちの思いが詰まっています。

（○○）　私たちの東村山市にある

※「ハンセン病回復者とともに」という字と　全生園航空写真

（全員）　多磨全生園

（○○）　全国には十五か所のハンセン病りょう養所があり、その一つが全生園です。

※全国の療養所の地図

（○○）　全生園の人々は、かつて人権が守られませんでした。

※昔の東村山駅病人用ホーム写真

（○○）　ハンセン病だと分かると、まるで、悪いことをした人のように…

※無らい県運動の写真

（○○）　この全生園に閉じこめられたのです。

※昔の正門の写真

（○○）　では、

（全員）　ハンセン病は、そんなにおそろしい病気なのでしょうか？

（○○）　いいえ！　ハンセン病は、決して、うつりやすい、特別な病気ではありません。

※ここでステージの四人は「病名」をもって、真ん中に

（○○）　でも、昔は、まちがった考えが広がりました。

※「まちがえた考えによる病名」の字

（全員）　天刑病→　天（神）からのバツ

※大きな紙で、文字と意味を提示

（全員）業病→　悪い行いの報い

※大きな紙で、文字と意味を提示

（全員）らい病→　差別の時代の呼び方

※大きな紙で、文字と意味を提示

（○○）これらは、すべてまちがった呼び方です。

※紙に書いた差別的病名の上に、×印を付ける。

（○○）では、

（全員）どうして差別されたのでしょう？

（○○）それは、「らい予防法」というまちがった法律があったからです。

※らい予防法の主な内容（消毒、従業禁止、隔離など）の字を書いた紙の写真

（○○）「らい予防法」は九十年続き、今から十四年前（一九九六年）に廃止されました。

（○○）そして、六十年以上も前に、プロミンというよくきく薬ができ……、

※プロミン写真

（○○）今では完全に治る病気になりました。

※児童の絵

（○○）つまり、全生園のみなさんは、

（全員）「ハンセン病回復者」です。

※児童の絵に、「ハンセン病回復者」の文字

（〇〇）病気への誤解が、差別を生みました。

（〇〇）そこで、わたしたちは、「正しく知ろう！　ハンセン病」というパンフレットを作りました。

※児童が作成したパンフレットの写真

（〇〇）体育館の後ろの机に置きましたので、のちほどぜひお取り下さい。

（〇〇）次に、昔の全生園について、平沢保治さんから聞いたことを発表します。

※平沢さんと自分たちの写真

（〇〇）平沢さんは、今から六十九年前、十四才で全生園に入りました。

※児童の絵

（〇〇）全生園に入ると、まず消毒風呂に入れられ、お金を取り上げられました。

（〇〇）これは、園券といって、りょう養所の中だけで通用するお金です。

※園内通用券の写真

（〇〇）平沢さんも、全生園の人々と同じ、しま模様の服を着せられました。

※児童の絵と写真

（〇〇）全生園のまわりは、かたいとげのあるひいらぎに囲まれ、外には一歩も出られませんでした。

※ひいらぎの昔の白黒写真

（〇〇）ひいらぎの高さは…、このように、2メートルから3メートルもありました。

※別の子たちが、ひいらぎの模型（３ｍ）を上にかかげる。

（〇〇）ここは望郷の丘といって、全生園の人が作った小さい山です。
※自分たちも写っている望郷の丘の写真
（〇〇）平沢さんも、つらいときは望郷の丘にのぼり、生まれ故郷の方をながめたそうです。
※「ぼくのおじさんはハンセン病」表紙、当時の全生園の白黒写真
（〇〇）みなさん、もし全生園の生活がつらいからといって、脱走したりすると、どうなると思いますか？

（〇〇）監房というろう屋に入れられます。
※全生園の監房の白黒写真
（〇〇）ここは、全生園の監房あとです。
※自分たちも写っている今の監房あとの写真
（〇〇）ハンセン病は、子どもの時に発病することが多いので、療養所の中には少年少女寮や学校もありました。
※全生分教室の写真
（〇〇）わたしたちは、全生園の学校で先生を務めていた、天野さんからお話を聞きました。
※去年、天野さんがお話をしてくれたときの写真
（〇〇）家族やふるさとと離れての集団生活は、とてもつらかったそうです。
※少女寮の写真
（〇〇）でも、小さい子も泣かないようにがんばり、勉強も成績がよい人が多かったそうです。

※子どもの写真（孤独な感じ）二枚

（○○）わたしたちが、直接お話を聞いた四人の人も、みな子ども時代から療養所に入っています。

※子どもたちの写真（がんばっている感じ）、天野さんと自分たちの写真

（○○）そして、子ども時代に受けた「心の傷」についても、教えてくださいました。

（○○）天野さんの心の傷は…

（○○）全生園に入るとちゅうの駅で、歩いた後ろから消毒をされたことです。

※児童の絵

（○○）森元さんの心の傷は…

※森元さんの写真（野火止小でお話）

（○○）自分を仲間はずれにしたA君とB君を、何十年もうらみ続けていたこと。

※児童の絵

（○○）そして　S・ショウジさんの心の傷を紹介します。

※ショウジさんが野火止小に来たときの写真

（○○）ショウジさんは、カミングアウトしていませんので、本名は紹介できません。

（○○）それは、今でもハンセン病への偏見や差別があるからです。

※身体検査の写真（映画の中の写真）

（○○）ショウジさんは六年生の十月、学校の身体検査で、ハンセン病だと分かりました。

（〇〇）　そして、校長先生に呼ばれました。

※照明すべて消す

※消えている間に、ショウジ君役・校長先生役は舞台中央へ静かに出てくる

（〇〇）　劇・校長先生「ショウジ君、君はおそろしい病気だそうだね」

（〇〇）　劇・ショウジ「えっ、本当ですか？」（校長先生の方に歩もうとする）

※校長先生は、ショウジ君をいやがり、追いはらうしぐさで後ずさり

（〇〇）　劇・校長先生「と、とにかく…、明日から　学校に来なくていいから」

（と言うと、出て行ってしまう）

（〇〇）　劇・ショウジ「…」（うなだれ、くずれおちる）

※照明すべて消える

※消えている間に、ショウジ君・校長先生役は退場し、友達役の人たちは舞台に出て、照明がつく

（〇〇）　劇・A「おい、知ってるか？　ショウジはハンセン病になったんだぞ！」

（皆　）　「えー！」など

（〇〇）　劇・B「ハンセン病じゃあ、警察が来て、療養所送りだ」

（〇〇）　劇・C「うつったら大変だ」

（〇〇）　劇・D「もう、ショウジとは遊んだらだめだぞ」

（皆　）　「そうだ、そうだ」など

※照明消えるとすぐ、友達の役の人たちは退場。お母さん役とショウジ君役の人は舞台へ

（○○）ナレーター・その日から、ショウジ君は家の奥に閉じこめられ、独りぼっちになりました。

（○○）ナレーター・楽しみにしていた運動会も、参加できませんでした。

（○○）ナレーター・そして十二月、近所の子どもが通知票を、お母さんに届けてくれました。

（○○）劇・お母さん「これ、二学期の通知票よ」

（○○）劇・ショウジ「えっ」（通知票をうばうように受け取り、だまって読む）

「なんだよ！　何も書いてないじゃないか！　こんなもの、いらないよ！」

（○○）劇・お母さん「ショウジ、がまんするのよ」（やさしく肩に手をかける）

（○○）劇・ショウジ（母の手をふりはらう）

「母さん、ぼくなんか、生まれてこなければよかったんだ…」

「産んでくれなんて、たのんでないよ！…」（泣く）

（○○）劇・お母さん「…」（泣く）

※照明消えるとすぐ、ショウジ役・お母さん役は退場

※退場したらすぐプロジェクターで、二学期が空欄の通知票（コピー）を写真で見せる

（○○）ナレーター・これが、ショウジさんの実際の通知票です。

（○○）ナレーター・二学期から、何もつけられていません。

（○○）ナレーター・ショウジさんのつらい体験は、わたしたちと同じ六年生の十二月のことでした。

（○○）ナレーター・こんなつらい経験を話しに、野火止小に来てくださった。

ショウジさんに心から感謝します。
※全員起立　ここからもとの説明にもどる
（○○）でも、全生園の人々は、差別をなくすために、
※資料館建設のための募金活動の写真
（○○）未来に向かってがんばってきました！
（○○）ハンセン病資料館を苦労して作ったのも、全生園の人たちです。
※ハンセン病資料館の写真
（○○）今は国立になったハンセン病資料館を、ぜひ親子で見学してください。
（全員）ハンセン病を、正しく知ってください。
（○○）わたしたちは、平沢さんや森元さんの本も読んで、学びました。
※本の写真
（○○）平沢さんは、エイズの人への差別をなくすことにもがんばっています。
※平沢さんの写真（「人生に絶望はない」の裏表紙、「ＨＩＶを第二のハンセン病にするな」）
（○○）森元さんは、世界のハンセン病で苦しんでいる人たちのために、
残りの人生をかけてがんばっています。
※森元さんの写真（ＩＤＥＡジャパンの活動）
（○○）わたしは、差別されても、人間らしく生きてきた全生園の人たちを尊敬します。

（〇〇）　今、全生園は、緑豊かなオアシスとして、地域の人々から親しまれています。

※児童の絵

（〇〇）　戦争中、木が全くなってしまったので、全生園の人々はお金を出し合って木を植えて下さいました。

（〇〇）　全生園の人たちは、地域から差別をされたのに、

（〇〇）　地域に感謝し、森を残そうとしています。

※「緑を育てよう」（緑化委員会）の看板の写真　桜の花見の写真

（全員）　人権の森！

※人権の森のポスター

（〇〇）　人権の森とは、全生園の緑と歴史を、未来に残そうという運動です。

（〇〇）　宮崎はやお監督や、たくさんの地域の人々も、応えんしています。

※ポスターの一部

（〇〇）　二〇〇九年、東村山市は「いのちとこころの人権の森宣言」を出しました。

※人権の森記念碑の前でとった自分たちの写真

（〇〇）「いのちとこころの　人権の森」！

※全生園まつりでの自分たちの写真

※全員中央に寄り、プロジェクターは消す。最後の場面は、画面でなく、子どもに観客の視線

が集中するように。

（○○）最後に、平沢さんから教わった「三つの宝と一つの約束」を紹介します。

（全員）全生園の三つの宝

（○○）東京ドーム七つ分の

（全員）広い土地

※子どもがかいた看板「土地」（かかげる）

（○○）全生園の人たちが植えてくださった

（全員）豊かな緑

※子どもがかいた看板「緑」（かかげる）

（○○）命の尊さを

（全員）考える場

※子どもがかいた看板「命」（かかげる）

（○○）全生園の一つの約束

（○○）全生園の人に出会ったら

※子どもがかいた看板「あいさつ」

（全員）元気な声であいさつしよう

※だまって、「気をつけ」をし、一礼してから退場する。

【参考資料】　ハンセン病人権学習の年間計画

東村山市立野火止小学校５・６年（平成２１・２２年度）

※多磨全生園に近いこの学校では、５年・総合的学習の時間で年間を通し全生園・ハンセン病の学習を実施している。６年では、さまざまな人権問題についての学習に発展するように計画している。

１．第５学年（総合的な学習の時間　計40時間）

単元名	時	育てたい力	活動内容
人権の尊さを学ぼう〜全生園にかかわる取り組み〜 （１）「みどりの宝・全生園」〜	11	・地域の施設に関心を持つ（関心意欲態度） ・見学した経験や基礎的な知識をもとに、自分なりの学習課題をもつ力 ・各種の資料から事実と問題点をつかむ力 ・学習計画活動を見通し、主体的に関わろうとする力 ・人物の生きる姿を共感的にとらえる力 ・自己の学習を振り返って自己評価する力 ・自己の考えを深め、文章で表現する力	○桜の咲く時期の全生園を訪れ、グランドで遊び全生園に親しむ。 ○全生園の緑の歴史と緑に込められた入所者の思いを知る。 ・資料「桜並木」「所さんの思い出」を読み、全生園のよさや入所者の方々の願いを知る。 ・自治会発行の「緑のしおり」やビデオ「緑のびのび全生園森林浴道」から入所者自治会が取り組んだ緑化活動（一人一木運動など）について知り、感想をまとめる。 ・ビデオ「いのちの森で」を視聴し、差別の残る時代に山下さんら緑化委員が植樹を進めた気持ちを考える。 ○現在の人権の森運動（全生園を市民の森として後世に残す、資料館を拡充し史跡を復元する）に東村山市や宮崎駿氏ら市民が協力していることを知る。 ・ビデオ「もののけ姫」の一部視聴。 ○今までの学習を生かし、全生園をもう一度訪れて植物や史跡について調べる。 ○緑化委員の天野秋一さんのお話を聞き、質問する。 ・天野さんに手紙を書く。 ○全生園100周年記念文集に応募する作文を書く。
人権の尊さを学ぼう〜全生園にかかわる取り組み〜 （２）「全生園とハンセン病について正しく知ろう」〜 ①調べる課題を決め、正しく知ろう ②全生園以外の療養所から学ぼう	14 3	・基礎的な知識をもとに、自分なりの学習課題や追究のめあてをもつ力 ・問題を発見し、活動を見通し、主体的に関わろうとする力 ・人の心の痛みを感じ取れる力 ・差別や偏見のおそろしさや不合理性に気づく力 ・差別や人権侵害を憎み、社会正義を実現しようとする態度 ・人物の生きる姿を共感的にとらえる力 ・資料の読み取り、人物への聞き取り、施設訪問、見学調査・記録、体験活動などさまざまな活動によって、	①調べる課題を決め、正しく知ろう ○「全生園に入園した日」を読み、問題の所在に気づき、学習問題をつかむ。 ○ハンセン病という病気を正しく理解する。 ・教師からのプレゼンテーション ・ハンセン病という病気について（プリント） ○全生園やハンセン病への差別の歴史を知る。 ・全生園の歴史、昔の差別、平沢さんの少年時代と青年時代（プリント） ・平沢保治さんをモデルにしたアニメーション（DVD「未来への虹」）を視聴する。 ・平沢さんから寄贈して頂いた「ぼくのおじさんはハンセン病」を各自が読む。 ○全生園の現在と未来について考える ・平沢さんたちが今がんばっていること（プリント） ・ハンセン病資料館ができたこと（プリント） ・人権の森構想（東村山市の人権の森宣言） ・緑の祭典と全生園まつりに参加しよう（休日に参加した児童からの報告） ○全生園の史跡、ハンセン病資料館を見学する。 ○平沢保治さんのお話を聞く。 ・感想を書き、平沢さんに送る。 ②全生園以外の療養所から学ぼう ・全生園の「洗濯場事件」と栗生楽泉園の「重監房」

		ねばり強く問題を追究できる力 ・自ら課題をもって学び、解決する力 ・学習の成果や自己の考えを表現する力	（プリント） ・長島愛生園の「人間回復の橋」（プリント） ・長島愛生園の盲人ハーモニカバンド「青い鳥」 ・熊本恵楓園の遠藤さんと人形の太郎君（プリントとビデオ）の例から、命の差別について知る。 ・栗生楽泉園の桜井哲夫さんの帰郷（ビデオ「津軽・故郷の光の中へ」）の感動を知る。 ・熊本の宿泊拒否差別事件について調べ、現在もまだハンセン病への偏見・差別が残っていることを知る。
③今を生きる人々の思いを知ろう	3	・学んだことや自分の考えを互いに伝えようとする主体的態度 ・学んだことを日常生活の中で生かしていこうという主体的態度、人権感覚	③今を生きる人々の思いを知ろう ○らい予防法廃止、裁判後の変化を知る。 ・らい予防法の問題点を調べる。 ・「ハンセン病裁判」のおよそをビデオから知る。 ○森元美代治さんから学ぼう ・森元さんの裁判での原告証言（プリント）から、森元さんの歩んだ人生や願いを知る。 ・森元さんの社会復帰の新聞記事を読み、なぜ社会復帰を決意したのか考える。 ・森元さんが現在取り組んでいる活動（世界のハンセン病問題の解決と交流）を知る。 ・森元さんのお話を直接聞く。感想を書く。
④「ハンセン病の子ども」のことを考えよう	4	・差別や偏見のおそろしさや不合理性に気づく力	④「ハンセン病の子ども」のことを考えよう ○ＳＳ氏の文章から、心に傷を負わされた「ハンセン病の子ども」の状況や気持ちを知り、小単元学習のめあてをもつ。 ○グループごとに発表する事例を決め、その状況や気持ちについて話し合い、まとめる。 ○さまざまな「ハンセン病の子ども」の事例について、感じたことを発表し合う。教師からの説明や補足を見聞きし、より具体的に想像を深める。 ・「ハンセン病の子ども」だった当事者からお話を聞き、質問をする。 ・学んだことや感想を書く。
人権の尊さを学ぼう～全生園にかかわる取り組み～ （3）全生園とハンセン病について学んだことを伝えよう	5 国語科5	・テーマに向けてどのように準備・調査するか計画・企画する力 ・問題を明確化し、活動を見通し、実行する力（情報収集力、調査、分類、整理、資料活用力、考察力、表現力、発表力） ・調べたことや自分の考えを工夫して人に伝える力 ・最後までやり遂げる実行力 ・学んだことを地域の人々に伝え、地域の一員として偏見や差別のない地域社会をつくろうとする態度 ・日常生活でも人権課題に関心をもち、偏見をもたず正しく理解しようという態度 ・自己の学習を振り返って自己評価する力	○発表課題・発表グループを決める。 ○これまでの学習資料をもう一度読み、自分たちの発表課題について理解を深める。 ・休日などにハンセン病資料館を訪れる。 ・はっきり分からない点は教師に質問し、明らかにする。 ○発表内容を決め、提示資料等を作成する。 ○効果的な伝え方を工夫して、グループで発表準備をする。 ○学習発表会を開く。 ・地域や保護者の皆さんへ ・野火止小の４年生へ ⇒学んだことを多くの人々に伝え、差別をなくし、共に生きる地域社会をつくる ○１年間の人権学習を振り返り、学んだことや感想をまとめる。

2．第6学年・人権に関する学習年間計画（ハンセン病に関する学習は10時間）

小単元名		育てたい資質・能力	学習活動・内容	資料
(1)人権に関する本を読もう	2	・社会や身近な生活にある様々な人権問題への関心 ・人権に関する歴史や現状への基礎的知識	・読書活動のねらいを確かめ、教師の紹介する本の概要を知る。 ・図書室や市立図書館を利用し、人権に関する本をみつけ、読み始める。	・中央図書館から借用した本などを利用
〈国語〉 〈日常活動〉		・場面や人物の気持ちを想像しながら読書する力 ・人間の尊厳、自己や他者の価値を感知しようとする感覚	・人権（命、生き方、思いやり・協力・助け合い、人類愛など）に関する本を探し、できるだけたくさん読む。 ・読書カードに感想などを記録する。 ・特に心に残った本の内容や感想を発表する。	・読書カード
〈社会〉 江戸時代から残る差別 (江戸時代・明治時代から現代)	計4	・同和問題やアイヌの人々にかかわる問題への歴史と現状についての知識 ・さまざまな偏見や差別の不合理さに気づき、ステレオタイプ、偏見、差別を見きわめる技能 ・差別や人権侵害をにくみ社会正義を実現しようとする態度	・ビデオ「二人のタロウ」を視聴して、現代にも残る差別の存在に気づき、江戸時代の身分制度とその後の同和問題についての歴史的経緯を知る。 ・教科書や紙芝居教材から江戸時代のアイヌの人々の様子と迫害の歴史を理解する。 ・教科書などから、差別された身分の人々が文化や芸能で力を発揮したことを理解する。 ・教科書から、民衆運動の高揚を背景として全国水平社が結成され、差別の撤廃を求める運動が起こったことを理解させる。 ・ビデオ「にんげんの詩」を視聴し、偏見や差別の例を知り、差別解消のために社会全体で努力していく必要性があることを理解する。 ・学習のまとめや感想を書く。	・ビデオ教材「二人のタロウ」「にんげんの詩」 ※都教職員研修センター人権教育研究室より借用 ・紙芝居教材「シャクシャインの戦い」 ・人権学習ﾚﾎﾟｰﾄ
〈国語〉 「みんなで生きる町」	13	・「ユニバーサルデザイン」という概念とその理想 ・興味をもって調べ、よりよい発表・話し合いをしようという意欲・態度 ・調べた内容や提案を人に伝えるために資料を生かし工夫して発表できる力	・教材文を読み、「ユニバーサルデザイン」の意味を理解して、身の回りの施設や物について考える視点をもつ。 ・だれもが使える工夫がどのようにされていたか、足りないところはどうすればよくなるかなどを話し合う。 ・話し合いで深まった考えを提案として文章にまとめ、発表し合う。	・教材文「多くの人が使えるように」 ・調査用カード ・発表用カード
(2)障害のある方とふれ合い理解しよう	4	・ステレオタイプ、偏見にもとづかない「障害」への理解 ・能動的な傾聴とコミュニケーションの技能 ・人物の生きる姿を共感的にとらえる力 ・聞いたこと・体験したことや自分の考えを文章に	○東村山ボランティアセンターに紹介してもらい、ボランティア市民グループのご協力を頂いて体験活動をし、地域に住む「障害」のある方と出会い、お話を聞かせて頂く。 ・色付きゴーグルによる弱視体験をする。ビデオを視聴し、感想をまとめる。 ・アイマスク体験（視覚不自由体験）をする。市民ボランティアの方々の協力を得て、体験活動をする上での注意や心構えを指導していただく。自分たちでアイマスクをつけて行動し、目の不自由な人々の立場や気持ちを少しでも理解する。また、介助する疑	・ビデオ教材「障害のある人のくらしと福祉」「視覚障害者の介助」 ・パンフレット（ボランティアセンター提供） ・弱視体験用ゴーグル ・アイマスク

		表す力	似体験をし、その方法と留意点を学ぶ。	
	4	・障害のある人と対等な関係を築き、必要に応じてお手伝い（基本的な介助）	・地域で生活する目の不自由な方からさまざまなお話を聞いたり、生活用品や道具などを見せて頂いたりする。お話を聞いて疑問に思ったことやもっと知りたいことを質問する。	・横山さんのお話
		・学んだことを自分たちの生活に生かそうとする意欲・態度、生かすことができる力	・ビデオを視聴し、車いすを利用する人の生活の様子や介助の基本的な方法を知る。 ・車いす体験、介助の疑似体験からから、車いすを利用する人々の立場や気持ちを少しでも理解する。 ・地域で生活する体の不自由な方からさまざまなお話を聞く。質問し答えていただく。 ・活動を振り返り、自分の考えをまとめる。 ・お世話になったYさん、Mさんにお礼のビデオレターや手紙を書く。	・ビデオ教材「障害のある人のくらしと福祉」 ・パンフレット ・車いす１６台（東村山市ボランティアセンター等から借用） ・増田さんのお話 ・人権学習ﾚﾎﾟｰﾄ
〈体育保健領域〉「HIV・エイズを正しく理解しよう」	2	・すすんで調べ考えていこうとする意欲と態度 ・HIV・エイズについての正しい知識 ・差別や偏見のおそろしさや不合理性に気づく力	・病原体がもとになって起こる病気の予防法を理解する。 ・エイズという病気について，どんな病気なのか正しい知識をもたせる。 ・HIV保菌者やエイズ患者に対する差別の実例を資料から知り、正しい知識や科学的なものの見方の大切さを理解する。	・保健教科書 ・ワークシート（HIV・エイズ） ・2007人権フォーラムより、HIVエイズについてのプレゼン資料
〈社会〉「日本国憲法とハンセン病裁判」 ※第５学年でハンセン病に関する学習を経験している	5	・日本国憲法の基本的人権尊重の尊重の精神を、ハンセン病問題を通して具体的に捉える力 ・資料活用能力、思考判断力 ・人権を尊重する実践的態度	・全生園・ハンセン病について学習したことを振り返り、戦前（大日本帝国憲法下）と戦後（日本国憲法下）の全生園の様子を比較する。 ・ハンセン病裁判の正式名称（らい予防法違憲国家賠償請求訴訟）や概要を知り、疑問を出し合う。 ・裁判では、ハンセン病の歴史の中で何が憲法に違反していたとされたのか、これまでの全生園に関する学習（総合的な学習の時間）をもとに予想してから調べる。 ・ハンセン病裁判の意味や影響についてわかる資料（児童用学習資料集）をもとに調べ、わかったことや自分の考えをまとめる。 ・ハンセン病裁判に関して、調べたこと・考えたことを発表し合う。	・憲法と全生園ワークシート ・「ハンセン病裁判」の正式名称 ・判決文要約 ・裁判での原告証言　※抜粋 ・らい予防法（1996廃止）※抜粋 ・ハンセン病裁判の判決や政府の控訴断念についての新聞記事 ・判決後の政府広告（2001）
(3)ハンセン病差別に立ち向かった人の気持ちを知ろう	3	・人の心の痛みを感じ取れる力 ・差別や偏見のおそろしさや不合理性に気づく力 ・人物の生きる姿を共感的にとらえる力	・実行委員を中心に、森元さんの話を聞く会を準備する。 ・森元さんの主な人生、森元さんとハンセン病裁判などについて資料から調べ、森元さんから聞いてみたいことを明らかにしておく。 ・森元さんからお話を聞き、質問をする。 ・感想を書き、森元さんに送る。	・学習資料「森元美代治さんの紹介」（プリント、パソコン） ・ビデオ教材「ハンセン病裁判ニュース」（編集）
(4) 子どもと人権	3	・人の心の痛みを感じ取れる力	①「ハンセン病の子ども」の問題 ・心に傷を負わされた「ハンセン病の子ども」	・文章資料（事例集）「ハンセン病の子

		・差別や偏見のおそろしさや不合理性に気づく力 ・人物の生きる姿を共感的にとらえる力 ・身近な人権侵害等を許さない正義感と公平な態度	のさまざまな状況や気持ちを知る。 ・グループごとに発表する事例を決め、その状況や気持ちについて話し合い、まとめる。 ・さまざまな「ハンセン病の子ども」の事例について、感じたことを発表し合う。 ・教師からの説明や補足を見聞きし、より具体的に想像を深め、その心の痛みを感じ取る。 ・「ハンセン病の子ども」だった当事者からお話を聞き、質問をする。 ・学んだことや感想を書く。	どもたち 」 ・各事例を具体的に理解するための資料（写真、実物、録音した声など） ・ハンセン病資料館企画展示図録 ・児童作品（詩） ・人権学習ﾚﾎﾟｰﾄ
	2	・自分の考えを伝え、友達の考えをよく聞く技能 ・友達と対等で豊かな関係を築く技能 ・児童労働の概念 ・児童労働の実態に関する知識	②「学校でのいじめ」の問題 ・ビデオ教材を視聴し、感想を発表し合う。 ・自分たちの学校・学級生活の中に「いじめ」やいじめにつながるような言動がないか、問題点があればどのように解決すればよいか、話し合う。 （・必要があれば学級活動で十分に話し合う）	・ビデオ教材 「いじめ許さない」
		・フェアトレード製品に対する理解など消費者としての知識・態度 ・児童の人権を支援し擁護している国内外の機関等についての知識とそれらに協力しようとする態度 ・学んだことを自分たちの生活に生かそうとする意欲・態度、生かすことができる力	③「世界の児童労働」 ・途上国の「児童労働」について資料や体験的な活動から学ぶ。 ・ワークショップ「感じてみよう、働く子どもの気持ち」（グループ活動） ・パキスタンの子どもがサッカーボールを製作している用具の実物を観察し、体験する ・児童労働をしている子どもたちが描いた絵を見て、感じたことを話し合う。 ・ビデオを視聴し、コーヒー畑での児童労働の実態と、格差をなくすために「フェアトレード」製品があることを知る ・資料を読んでカカオ畑で働かなくてはいけない子どもたちの状況と心情を理解する。 ・ワークシートの吹き出しに、カカオ畑で働く子どもへの「手紙」を書く。	・文章資料及び写真資料「事例集 ・働く子どもたち」 ・サッカーボールと製造用具 ・ビデオ「ぼくたちも学びたい」 ・絵本 ・文章資料(自作) 「にがいチョコレート」 ・ワークシート 「アプティ君、コフィー君へ」（吹き出し）
〈道徳〉 「世界がもし100人の村だったら」 「同じ地球の子ども」	1	・人の身体や心の痛みを感じ取れる力 ・世界各国の多様性や経済格差への知識・理解 ・学んだことを生活に生かそうとする意欲・態度	・世界の子どもたちにはさまざまな深刻な問題があり、日本とは経済・教育・労働・平和等で大きく状況が異なる国が多いことを知る。 ・児童の権利条約が世界中で批准されたことを知り、自分たちは何ができるのか、何を気をつけなければいけないのかを考える。	・道徳副読本資料 「世界がもし100人の村だったら」「同じ地球の子ども」 ・パソコンのプレゼン資料
〈特別活動〉 ユニセフ学習会で発表しよう		・ユニセフの働きや募金の意義を知り、ユニセフに協力しようとする態度 ・学んだことを効果的に伝える方法 ・自主的実践的態度	・代表委員会からの説明やポスターを見て、ユニセフの働きや募金の意義を知る。 ・ユニセフ全校学習会に向けて6年生が実行委員会、下級生に世界の児童労働問題などを伝えるための活動をする。 ・ユニセフ募金にできる範囲で協力する。	・今までの人権学習で用いた資料 ・ユニセフから借りた啓発資料 ・発表用ﾌﾟﾚｾﾞﾝﾃｰｼｮﾝ（パソコン）
(5)外見のちがいから差別を	2	・人の心の痛みを感じ取れる力	・外見の違いからの差別が(元)ハンセン病の方々をどのように苦しめてきたか考える。	・資料 新聞記事,

受けた方たちの気持ちを考えよう ※第５学年でハンセン病に関する学習を経験している		・人物の生きる姿を共感的にとらえる力 ・差別や人権侵害をにくみ社会正義を実現しようとする態度	・熊本菊池恵楓園の宿泊拒否事件の資料から、入所者の方々のつらさや社会に残る偏見の大きさを考える。（入所者の後遺症や容貌を理由に匿名の中傷が多く寄せられたこと） ・前全生園自治会長の平沢保治さんが、初めての著書の表紙の写真に、自分の手の障害(後遺症)が明らかな写真を載せた理由を考える。 ・『ぼくのおじさんはハンセン病』の文章の一部から、平沢さんの強く生きる姿をとらえる。 ・平沢さんに手紙を書く。(人権学習レポート)	中傷の手紙 ・文献資料『人生に絶望はない』 ・文章資料『ぼくのおじさんはハンセン病』
	2	・ユニークフェイスという概念 ・学んだことを自分たちの生活に生かそうとする意欲・態度、生かすことができる力 ・身近な人権侵害等を許さない正義感と公平な態度	・ユニークフェイスの会の方々を紹介する本、写真から、外見の違いから差別を受けてきた方の心の痛みや、差別を克服して生きようとする姿を知る。 ・血管腫のある藤井輝明さん（ＮＰＯ法人ユニークフェイス役員）から学ぶ。 ・ユニークフェイスの会の本、藤井さんの著書からをもとに、藤井さんの半生、藤井さんの願いを知る。（差別の苦しみや差別を乗り越えようと生きてきた姿をとらえる。） ・過去のハンセン病への差別やユニークフェイスの人々への差別と同じ構造の差別が自分たちの身近にないかを考え、話し合う。 ・人権学習レポートに学んだことをまとめる。	・文献資料『ジロジロ見ないで』 ・「ユニークフェイスの方たちの紹介」(パソコンによるプレゼン) ・『ジロジロ見ないで』『運命の顔』 ・藤井さんの紹介(パソコンによるプレゼン) ・文章資料（自作)「藤井輝明さんの紹介」
(6)高齢者の立場を考えよう	3	・高齢者の生活上の大変さを感じ取れる力 ・高齢者に親切に接しようとする心情・態度 ・必要に応じて高齢者のお手伝いができる技能 ・身近な高齢者への敬意	・身近な高齢者（祖父母など）と接して感じること、話を聞いたことなどを発表し合う。 ・高齢者の不自由さが感じとれる装具を身につけてさまざまな行動を体験し、高齢者の立場や気持ちを少しでも理解する。また、安全な介助の基礎的方法と留意点を学ぶ。 ・人権学習レポートに学んだことをまとめる。 ・身近な高齢者（祖父母など）またはボランティアの方へ手紙を書く。	高齢者疑似体験装具（市民ボランティア団体より指導） ・人権学習ﾚﾎﾟｰﾄ
(7)学習発表会を開こう	6 1	・自主的に活動し、最後までやり遂げる実行力 ・共に生きる社会を築こうとする態度、生きる力 ・どのように準備・調査するか計画し進行する力 ・人権尊重の視点から自分の考えや調べたことを発表できる力 ・確かな人権感覚	・学習発表会の計画を立てる。 ・各自が選んだテーマについて、グループで協力し合いながら調べていく。総合的な学習の時間で調べた事例を中心に、広く社会に目を向け、調べる。 ・効果的な表現方法を工夫して考える。 ・学習発表会を開き、下級生や保護者、地域の人々へ学んだことや感じたことを伝える。 ・今までの（単元全体の）人権学習を振り返り感想をまとめ　発表し合う。	・今までの人権学習で用いた資料 ・今までの人権学習・体験学習の写真 ・取材メモ ・発表原稿 発表資料 ・人権学習ﾚﾎﾟｰﾄ

あとがき

本書では、百年以上にわたる「ハンセン病と教育」史の主要な論点を提示しています。明治期の隔離政策下の教育から今日の人権教育の状況までを対象としましたので、各時代の各事象については浅薄にならざるを得ませんでした。しかし、知られざる歴史の側面を記録し考察できたことは本書の成果といえるでしょう。

第一の成果は、過去の「ハンセン病の子ども」がどのような状況におかれ、どのような人権侵害が起きていたかを明らかにしたことです。特に、発病後から療養所収容までの学校や地域での被差別体験の苛酷さを数多くの事例から明らかにしました。また、ハンセン病療養所における教育と生活環境の劣悪さ、とりわけ戦時下の「ハンセン病の子ども」は「療養」に値しない状況で、「いのち」を奪われた事実も数多くあったことを指摘しました。

第二の成果は、隔離政策時代の教師・教育界が「ハンセン病の子ども」に対して無力であり、加害者でもあった状況を明らかにしたことです。特に、一般校で「らい」の子どもを発見するための身体検査の実態から、学校がハンセン病患者強制収容システムに組み込まれていたことを検証しました。またその背景として、戦前の修身・教師用書（教師用の指導書）における「らい」の記述、戦後の保健体育教科書における「らい」「ハンセン氏病」の記述の誤りの問題も指摘しました。

第三の成果は、「ハンセン病の子ども」と教師・教育界の「負の歴史」を今日の教育に生かすための視点を提示したことです。先進的な教育実践例とそれに取り組む教師たちの姿から学んだことから、ハンセン病にかかわる人権学習の進め方と留意点について具体的な提案を記しました。ハンセン病に関わる人権教育は、単にハンセン病への無知・偏見を是正することにとどまりません。「いのちの尊厳」を実感する経験となり、子どもたち自身が主体となって「尊厳をもって生きる力」を獲得し得る教育であることを示せたと思います。

「むすび」にあたり、特に十分に言及できなかった二点について書き加えます。これは改めて読者に強調して伝えたいことでもあります。

一点目は、かつて「ハンセン病の子ども」であった人々の〝心の傷〟の深さについてです。調査を重ねるごとにわたしは彼らの心の傷の深さを実感するようになり、時には頭を殴られたような衝撃を受けました。しかし、わたしの拙い筆でその真の重みを伝えきることはできていません。

わたしは各療養所で多くの方々から「過去の体験」を語っていただきましたが、お話の途中で涙を流される方も少なくありませんでした。そのほとんどが、療養所内での苦労ではなく、故郷での発病後から療養所収容までに学校や地域で差別的に排除された経験に話が及んだ際でした。

元多磨全生園入所者のS・Sさんは、二〇〇三年に熊本の温泉宿泊拒否事件が起きたことをきっかけに、「来る日も来る日も物悲しかった。蓋のゆるんだ入れ物から溢れ出るように、四・五十年も前の出来事を思い出し、涙が流れ落ちた」[1]という精神状態に陥りました。意を決して心理療法を受けることにしたSさんに、カウンセラーは「今まで一番辛かった事を、目を閉じて話して下さい」と指示しました。Sさんはこう答えました。

「六年生の秋、ハンセン病である事がわかって『明日から学校に来なくていいから』と校長先生から一言。家から一歩も出られなくなり、寂しさやりきれなさから母に言ってしまった。『わ（私）生まれて来なくてもよかった。わ（私）なして（生んで）くれなんて頼んでねえ』と」

この例は、心理学のいう心的外傷後ストレス障害（ＰＴＳＤ）の典型です。Ｓさんが、校長から「学校に来なくていい」と何のケアもなく言われ、家族からも友人からも故郷からも切り離されてハンセン病療養所という別世界に閉ざされた体験は、「戦争体験・レイプ・犯罪被害体験・事故・災害・身体的虐待・親しい人の死を間のあたりにすることなど」（ＰＴＳＤの原因例）と同様の過酷な体験であり、その傷は現在に至っても癒されていません。Ｓさんの事例は氷山の一角です。「ハンセン病の子ども」の問題は過去の問題ではありません。このことを現代に生きる私たちは肝に銘じなければなりません。

1　Ｓ・Ｓ氏は、多磨全生園の園内誌『多磨』（二〇〇六年八月号）に「心理療法」と題する治療体験を記している。

二点目は、「ハンセン病の子ども」がその後の青年期以降に成長し、生きる力を獲得していった過程についてです。修士論文では、青年期に関する章に分量を割き、青年たちの自死と生きる姿から今日的な「生きる力」教育論を考える試みをしましたが、本書では紙数の都合で割愛しました。

「ハンセン病の子ども」たちは教育の機会を奪われ、自尊感情を保ちにくい状況に育ちました。しかし、青年になった彼らは「自死の誘惑」とたたかいながら、文学・文芸、音楽、芸術（絵画・陶芸・書など）、政治（患者運動など）、生涯学習（資格取得や点字の習得など）、宗教などに「生きることの意味」を見出そうとしました。彼らの青春群像はダイナミックで魅力的であり、私は彼らが「人間の尊厳をもって生き抜く姿」から、教員としてだけでなく人間として多くのことを学ばせていただきました。

理不尽に差別され疎外された彼らを、安易な同情心から「人生が全く無駄になった人」「生きがいもなく閉じこめられた人」というステレオタイプの弱者像で捉えることは、新たな偏見につながります。私は、老年期を迎えたかつての「ハンセン病の子ども」（現在のハンセン病回復者）にお会いするたびに、例外なく個の強さと生の輝き、そして人間的な魅力を強烈に感じています。

本書を世に出すことを強く勧めてくださった森元美代治さん（一九三八年生まれ）も、その一人です。十三歳で奄美和光園（鹿児島県）に入所し、将来への希望を見出せない環境におかれた森元さんは、その後、稀有でドラマチックな青年時代を歩み、後年はらい予防法廃止への運動、ハンセン病国賠訴訟などに尽力しました。現在、森元さんはＩＤＥＡジャパン（ハンセン病者・回復者の尊厳回復と自立支援のための国際民間団体）の代表として、海外とのネットワークづくりや講演活動などで多忙な日々を送っています。

森元さんのような社会的な活動をしている方だけでなく、かつて子ども時代を療養所で過ごした多くの人々がそれぞれの道で〝今〟を輝かせて生きています。「ハンセン病の子ども」と「高齢となった現在の回復者」を結ぶ彼らの青年期に生きた姿を、改めて「生きる力の獲得」という視点から捉えていただきたいと思います。

本書は森元美代治さんをはじめＩＤＥＡジャパンの皆様のご協力とご支援によって刊行することができました。心より感謝申し上げます。また上越教育大学大学院での派遣研修中にご指導いただいた河西英通先生（現広島大学）と諸先生方、ハンセン病市民学会教育部会の皆様に改めて御礼申し上げます。

最後に、インタビューに応じ、貴重な証言を提供してくださいましたハンセン病回復者の皆様に心より感謝申し上げます。

本書が「ハンセン病と教育」の現在と未来のために幾ばくかでも役に立てたなら、これ以上の喜びはありません。

佐久間　建

二〇一四年八月　終戦の日に

■ 著者略歴

佐久間 建（さくま けん）

1959年福島県生まれ。青山学院大学文学部教育学科卒。1982年より東京都の小学校（病弱児養護学校）教員となる。1993年より国立ハンセン病療養所多磨全生園に最も近い東村山市立青葉小学校で、多磨全生園の人々との交流とハンセン病に関する学習指導に取り組む。同校での10年目には、多磨全生園を会場に研究発表会「学ぼう・生かそう・広げよう—地域の宝・全生園—」を研究主任として開く。2003年に東村山市立野火止小学校に異動し実践を継続する。2005年より2年間、国立上越教育大学大学院に長期派遣研修。各地の療養所での聞き取りなどをもとに『近現代日本ハンセン病史における「子ども」と「教師」—負の経験をこれからの人権教育に生かすために—』を修士論文としてまとめる。現在は都立小児病院の院内学級で教育にあたる。NPO法人IDEAジャパン理事。ハンセン病市民学会教育部会ではハンセン病にかかわる教育実践の交流・研究を進めている。

ハンセン病《びょう》と教育《きょういく》——負《ふ》の歴史《れきし》を人権教育《じんけんきょういく》にどういかすか

2014年11月20日　初版第1刷発行

著者　佐久間 建
発行者　佐々木久夫
制作　井口明子
発行所　株式会社 人間と歴史社
東京都千代田区神田小川町 2-6　〒 101-0052
電話　03-5282-7181（代）/ FAX　03-5282-7180
http://www.ningen-rekishi.co.jp
印刷所　株式会社 シナノ

ISBN 978-4-89007-196-8　C0037

医学、心理学、哲学、思想、教育、宗教から
現代の死を捉らえた本邦唯一の叢書！比類ない症例数と詳細な内容！

我が国における
ホスピス・ターミナルケアの
歴史を網羅!!

【第6巻】これからの終末期医療

現代の医療は高度の技術化と専門化に伴い非人間化した。それは末期ガン患者の身体的・精神的苦痛において顕在化し、患者、家族および識者の強い批判からホスピスが出発した。ターミナルケアの役割が改めて浮き彫りとなるとともに、緩和ケアへの関心が高まる。

【第7巻】死の個性化

ターミナルケアにおける医療者の意識の変化とともに患者側の意識にも変化が現れる。QOL、インフォームドコンセント、患者の自律性の尊重、症状コントロールの向上、家族の参加など「最後まで自分らしく」「尊厳ある死」を「自分で創る」時代への幕を開ける。

【第8巻】死の哲学

日本のホスピス・ターミナルケアは、その先駆的な医療従事者らによって実践され、その重要性が広く医療界において認識されるに至った。一方で、死の哲学を希求する一般市民のホスピスケアへの啓蒙と普及に果たした役割も見逃せない。同時に、ボランティアの意義がクローズアップされるようになる。

【第9巻】高齢社会と ターミナルケア

社会的な制度としての医療や介護は、高齢者の死に向かうケアをそのなかに包含している。高齢者の死が普遍的になりつつある今日、個人の死生観を背景とする自己決定に沿ったケアが提供されるシステムが求められている。

【第10巻】スピリチュアルケア

近年、ターミナルケアの場において末期患者の自己の存在と意味の消滅から生じる苦痛――「スピリチュアルペイン」が問題となっている。死が避けられない状態と判ったときから患者は何らかの「スピリチュアルペイン」が生じるといわれ、そのケアが重要視されている。

編集責任代表
大阪大学名誉教授，日本死の臨床研究会世話人代表
柏木哲夫

日本人はどう生き、どう死んでいったか

「本書は、全人的な医療を目指す医療従事者や死の教育に携わる人々の間で、
繰り替えし参照される感動的な記録として継承されていくだろう。
同時にこの大冊には、21世紀の医学創造のためのデータベースとすべき豊穣さがある」
……………**作家・柳田邦男氏評**